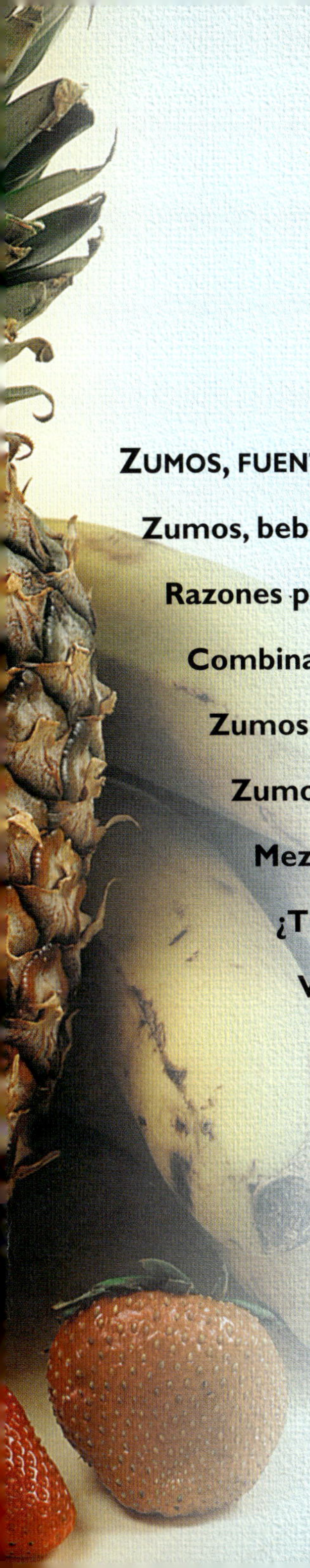

Contenido

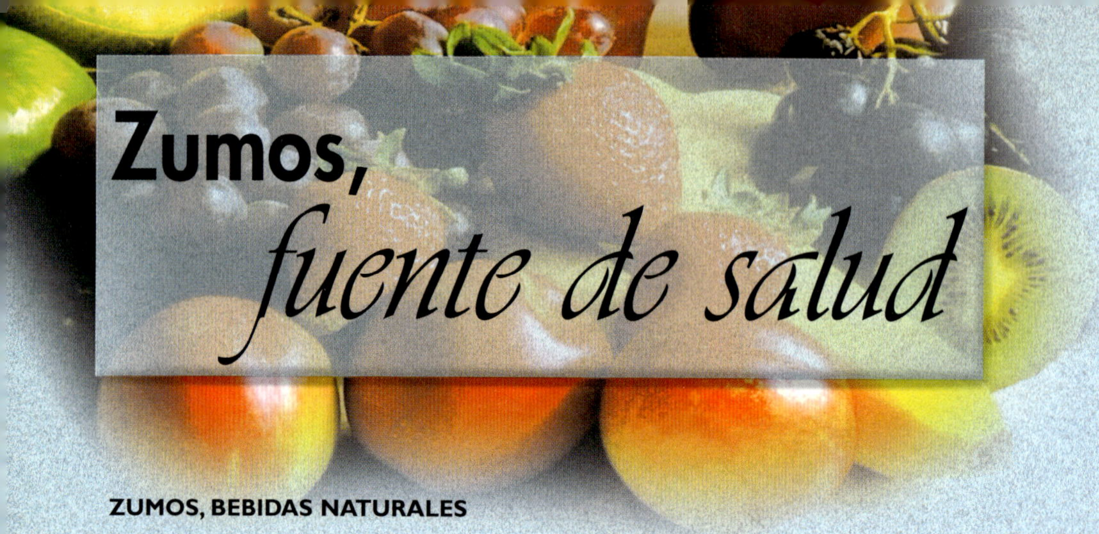

Zumos, *fuente de salud*

ZUMOS, BEBIDAS NATURALES

La relación entre nutrición, salud y belleza es tan directa como comprensible, y la conveniencia de aportar al organismo los minerales y las vitaminas necesarios, un dogma de ineludible cumplimiento. Necesitamos, además, fibra, agua y azúcares naturales en proporciones adecuadas. Pues bien, todo esto y más lo tienen las frutas y las verduras.

Ese y más que hemos destacado se resume en las propiedades rejuvenecedoras, estimulantes, regeneradoras y digestivas de estos productos naturales, todo un regalo para el equilibrio estético y la salud física de nuestro organismo. Si añadimos su contenido en aminoácidos –hormonas vegetales– y enzimas –fermentos en el proceso de asimilación–, las frutas y las verduras pasan a convertirse en verdaderas «estrellas» de la alimentación ideal.

Hablamos de alimentos de gran variedad en su sabor, forma y color, características que los científicos han demostrado que son algo más que adornos de la Naturaleza. Estos expertos, además, recomiendan su elaboración y consumo en forma de zumos, licuados o exprimidos, por ser ésta la manera idónea de disfrutar de sus extraordinarias ventajas nutritivas sin alterar las propiedades que contienen. Así pues, éste es nuestro eslogan: ¡Beber zumos es ganar belleza y salud!

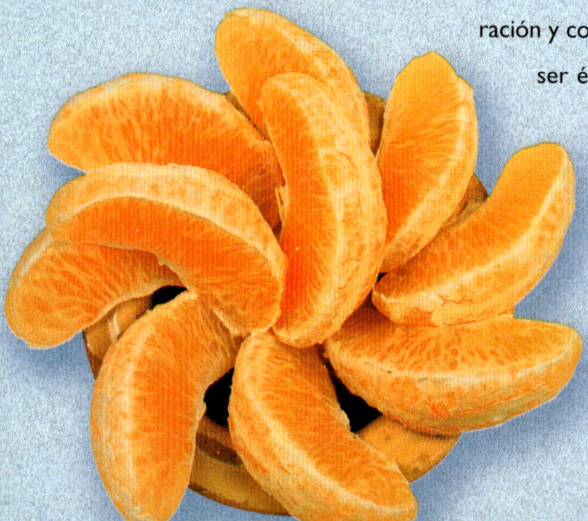

RAZONES PARA «ENGANCHARSE» A LOS ZUMOS

Las frutas y verduras pueden ingerirse elaboradas en guisos, escarchadas, secas o crudas. La última es la

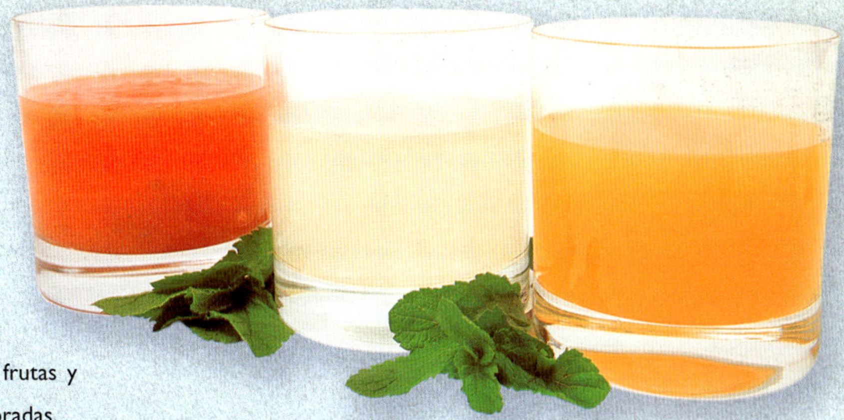

que permite consumir todos sus nutrientes intactos. Pero hay más formas de ingerirlas. En forma de zumos debemos valorar las siguientes ventajas:

- Se digieren mejor que las frutas y las verduras crudas o elaboradas.
- Conservan todo el valor alimenticio de frutas y verduras, por lo que el organismo asimila mejor sus nutrientes.
- Activan y regeneran las células cutáneas, deterioradas por los malos hábitos alimenticios.
- Contribuyen al equilibrio orgánico general y a la estética en particular, mejorando el aspecto de la persona y, por extensión, su autoestima.
- No sólo carecen de colesterol malo, sino que además lo combaten, contribuyendo a su eliminación.
- Son deliciosos y variados en cuanto a gusto, presentación y degustación.
- Son fuente de energía por sus azúcares en forma de glucosa y fructosa, componentes básicos para restaurar fuerzas tras el trabajo y el deporte.
- Eliminan la sed de forma natural; son, sin duda, el mejor refresco.
- Son fáciles y divertidos de hacer.

COMBINADOS MEJOR QUE SOLOS

Como sucede con el resto de alimentos, los zumos suelen ejercer mejor sus funciones si los combinamos con otros productos naturales que si los tomamos solos. De este modo incrementamos su valor y multiplicamos sus efectos sobre el organismo.

Orientados en nuestro caso al aspecto estético, las combinaciones de distintas frutas y verduras adquieren una riqueza y una variedad añadidas que redundan en la eficacia de sus virtudes. Así, a los valores digestivos sumamos las cualidades regenerativas y estimulantes de cada producto, obteniendo verdaderos concentrados de energía sana.

Dada la rapidez y facilidad de su elaboración, además del número casi ilimitado de combinaciones factibles, los zumos se han convertido en los verdaderos reyes de la cocina más actual. Tienen, por añadidura, una ventaja por demás tentadora, y es la posibilidad de experimentar con ellos para hacer las delicias de nuestro paladar, en una y mil formas llenas de vitaminas, fibras, sales minerales y azúcares.

Unos toques de buen gusto harán de nuestros batidos y zumos bebidas inolvidablemente sabrosas, auténticos elixires de juventud, belleza y sabor. Para lograr esto no se pueden olvidar ingredientes como:

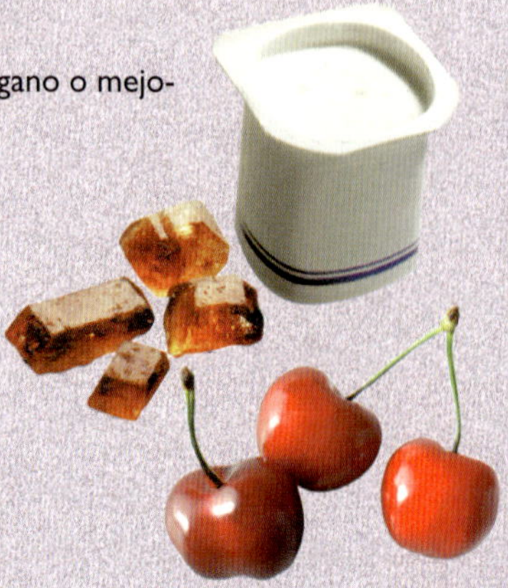

- Hierbas aromáticas del tipo del azahar, hierbabuena, menta, orégano o mejorana, entre otras.
- Especias como canela, nuez moscada o pimienta.
- Frutas en conserva tales como guindas, melocotón o piña.
- Edulcorantes como azúcar refinada o no, sacarina o miel.
- Yogur natural, helado y batidos afrutados.
- Granizados, añadiendo hielo picado al zumo.
- Cubitos de hielo.

ZUMOS SIN RECETA

Naturalmente, los zumos de una fruta o de una verdura solas tienen su importancia –y mucha– en la dieta alimenticia. Aportan cantidades esenciales de fibra y proporcionan menos calorías que los zumos combinados, por lo que es doblemente interesante conocerlos y tomarlos. Dada la sencillez de su elaboración –exprimidos o licuados–, es suficiente conocer las medidas a tener en cuenta para la obtención de la cantidad de zumo deseada.

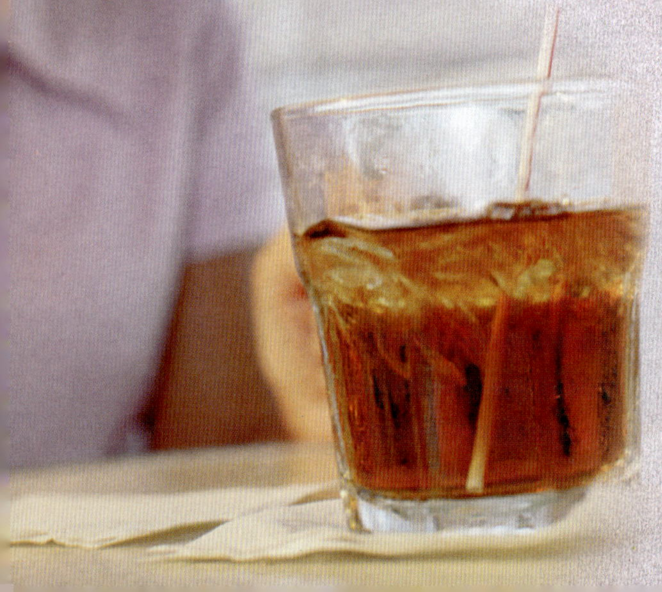

Conviene saber que para obtener un vaso de zumo, de aproximadamente 230 ml, necesitaremos:

- Apio: 275 g = 4 piezas.
- Cerezas: 350 g = 4 tazas, ya deshuesadas.
- Fresas: 275 g = 5 tazas.
- Kiwis: 375 g = 4 piezas.
- Mandarinas: 300 g = 8 piezas.
- Mango: 400 g = 2 piezas medianas.

• Manzana: 275 g = 4 piezas medianas.
• Melocotón: 350 g = 3 piezas medianas.
• Melón: 350 g = 3 tazas de pulpa.
• Naranja: 375 g = 4 piezas medianas.
• Papaya: 450 g = 2 piezas medianas.
• Pepino: 275 g = 2 piezas medianas.
• Peras: 275 g = 4 piezas medianas.
• Piña: 400 g = una pieza mediana.
• Pomelo: 275 g = una pieza mediana.
• Sandía: 350 g = 3 tazas de pulpa.
• Uvas: 400 g = un racimo grande.
• Zanahorias: 300 g = 7 piezas medianas.

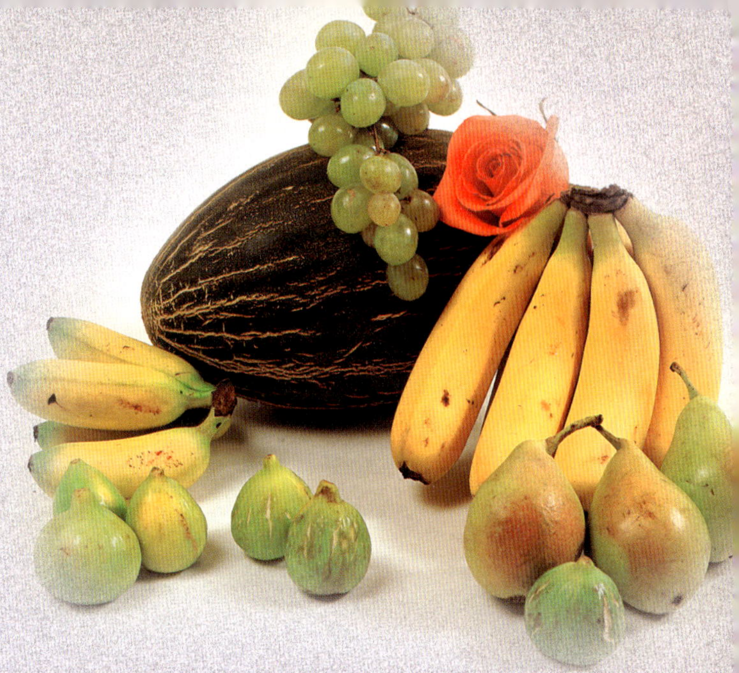

ZUMOS DE VERDURAS ESPECIALES

Los zumos de algunas verduras, como berros, espinacas o remolacha, se digieren mejor si los diluimos con otros zumos más suaves. En cuando a cantidades –siempre aproximadas– veamos unos ejemplos clásicos de combinación de cantidades hasta obtener la que busquemos:

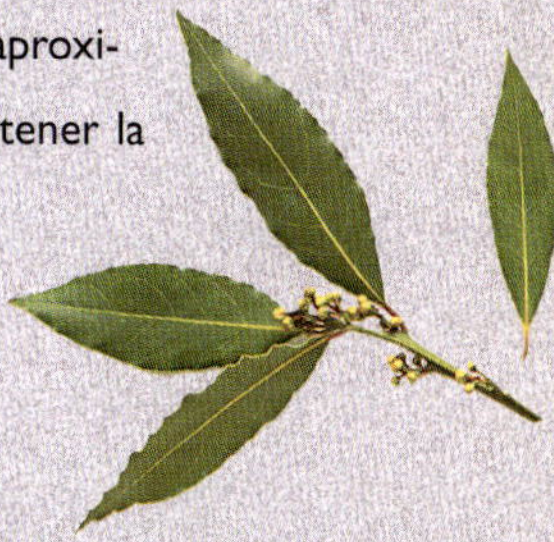

• Para obtener 50 ml de zumo de berros se precisan 125 g.
• Para obtener 50 ml de zumo de espinacas se necesitan 125 g.
• Para obtener 50 ml de zumo de remolacha, un tercio de la pieza o bien 125 g.

Los zumos de verduras realzan su sabor con determinadas hierbas y especias, como hinojo, cilantro, jengibre, canela, nuez moscada, cardamomo, comino, orégano, menta y tomillo, que además de sabor aportan aromas especiales.

MEZCLAS QUE COMBINAN BIEN

Con las combinaciones de productos naturales hay que tener un conocimiento preciso de cuáles de ellos se pueden o no se pueden mezclar, pues no todos cumplen la norma general del equilibrio nutritivo, el buen sabor y la mejor digestión que con los zumos se pretende. Veamos algunas «reglas de oro» que hay que tener en cuenta al elaborar las recetas que después se exponen, para que los zumos se conviertan en aporte complementario muy nutritivo:

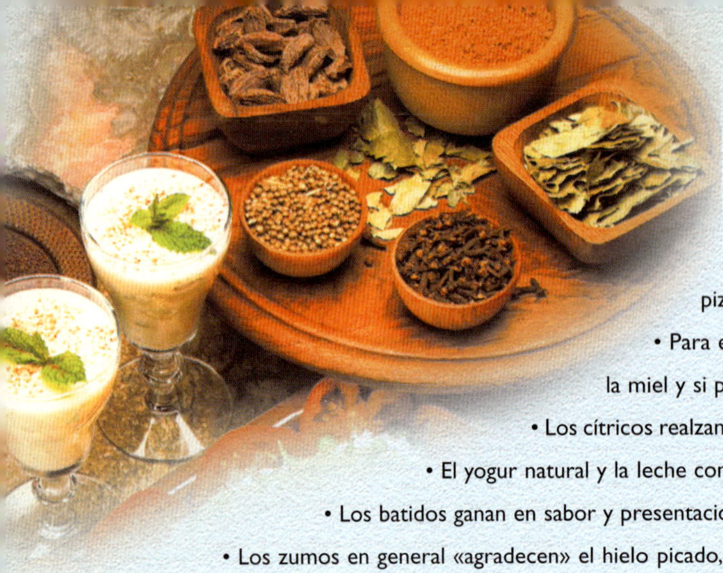

• Los zumos de frutas admiten bien la canela, la nuez moscada y el jengibre.

• El zumo de tomate se enriquece con una pizca de sal y pimienta.

• Para endulzar los zumos de fruta, nada mejor que la miel y si ponemos azúcar, que sea refinada.

• Los cítricos realzan su sabor añadiéndoles la ralladura de su piel.

• El yogur natural y la leche convierten todo zumo en batido.

• Los batidos ganan en sabor y presentación con una cucharada de helado.

• Los zumos en general «agradecen» el hielo picado, pero algunos mejoran su sabor con cubitos de hielo.

¿TIENEN COLESTEROL LOS ZUMOS?

Todas las verduras (apio, ajo, espinacas, lechuga, puerros, zanahoria...) carecen de colesterol. Lo mismo sucede con los azúcares, incluida la miel. En cuanto a la leche y sus derivados, veamos la tabla siguiente para comprobar las equivalencias entre los miligramos contenidos de colesterol y las calorías que los lácteos aportan al organismo:

TIPO DE LECHE	**COLESTEROL (mg contenidos en 100 g)**	**CALORÍAS (contenidas en 100 g)**
Entera	12	68
Semidesnatada	5	45
Desnatada	3	37
Condensada	25	323
Yogur	12	364
Mantequilla	80	725
Nata	80	374
Cuajada	20	163

Recordemos también que un huevo entero contiene 252 mg de colesterol por cada 100 g, mientras que el valor de la clara de huevo es nulo.

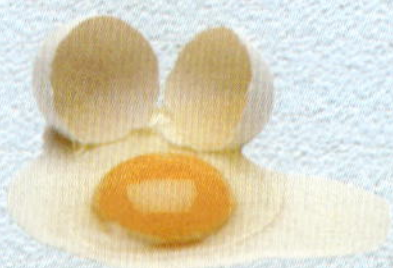

VALORES Y VIRTUDES DE LOS ZUMOS

Como hemos dicho y han rubricado análisis y estudios dietéticos, la bebida más saludable que podemos preparar es un zumo, y esto es así gracias a sus excepcionales valores nutritivos, su bajo contenido calórico, sus virtudes digestivas, sus cualidades refrescantes y, por último, su eficacia en tratamientos de belleza, pues a las características reseñadas hay que añadir los efectos estimulantes y reguladores de la armonía corporal. Así, sus vitaminas, fibras, sales minerales y ausencia de colesterol, hacen de los zumos nuestros mejores aliados.

Para que frutas y verduras cumplan estos objetivos nutritivos y estéticos en forma de zumos, hay que tener en cuenta los siguientes consejos:

- Las frutas deben ser jugosas y maduras: desechemos, por tanto, las que están pasadas, mustias o secas.
- Desechemos también las frutas verdes, eligiéndolas en su punto.
- Por lo general, las frutas de tamaño mediano suelen contener más zumo que las grandes.
- La frescura de las verduras –con la clorofila de la planta aún activa– siempre garantizará un zumo de mejor calidad.
- Los vegetales «pasados» o mustios carecen de vitaminas; pueden contener una parte de las sales minerales, pero su digestión requerirá doble esfuerzo.
- Las hojas exteriores de las verduras son más ricas en vitamina C por haber estado expuestas mayor tiempo a la acción de la luz solar.
- Las zanahorias deben estar duras y su color ha de ser intenso.
- El apio –tierno y sin tallos marrones– y las hortalizas, en general, no deben tener manchas ni estar ajadas.
- Los tomates para zumo deben ser duros, rojos y maduros.
- Las manzanas han de ser de textura firme; desechemos las arrugadas, pues su zumo es de baja calidad.
- Las fresas deben tener un color vivo y brillante.

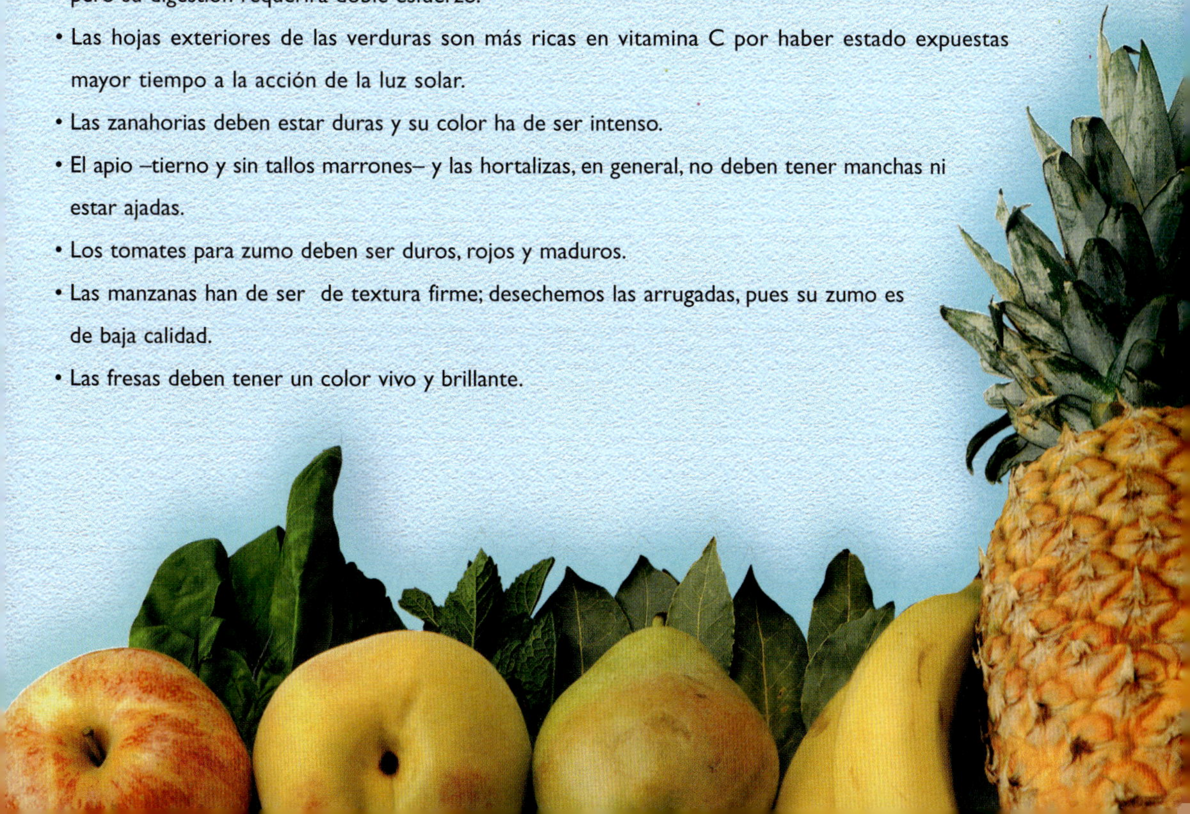

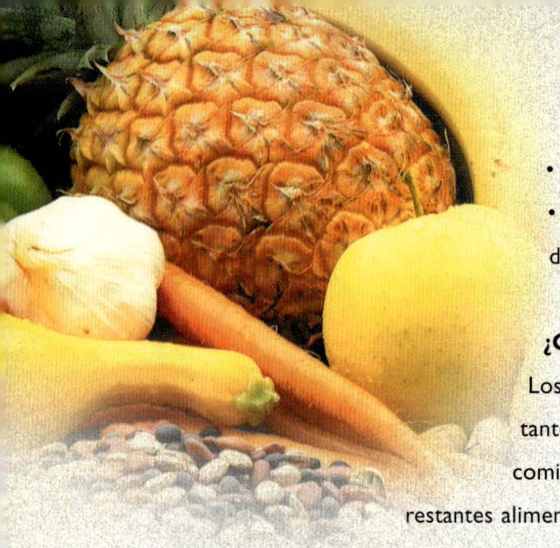

• Las mejores hojas de las espinacas son las de menor tamaño.

• Los berros y el perejil han de ser frescos y no estar lánguidos.

¿CUÁNDO SE DEBEN TOMAR LOS ZUMOS?

Los zumos se pueden tomar a cualquier hora del día. No obstante, el momento ideal es entre 15 y 20 minutos antes de las comidas, y no después ya que pueden dificultar la digestión de los restantes alimentos.

Cada zumo tiene su horario de mañana, tarde y noche, como podemos ver, a modo de ejemplo, en la siguiente tabla.

ZUMOS	MOMENTO	FUNCIÓN
Naranja, manzana y frutas en general	Mañana	Tonifican y regulan las funciones orgánicas.
Zanahoria y hortalizas	Tarde	Benefician la vista y estimulan el organismo.
Apio y otras verduras	Noche	Relajan y rejuvenecen.

¿TODAS LAS FRUTAS Y VERDURAS COMBINAN BIEN?

No todas las combinaciones de frutas y verduras son afortunadas, igual que sucede con los restantes alimentos. Algunos productos son incompatibles entre sí y otros precisan ser diluidos para su mejor digestión. Veamos unos ejemplos de aquellas combinaciones que debemos evitar especialmente:

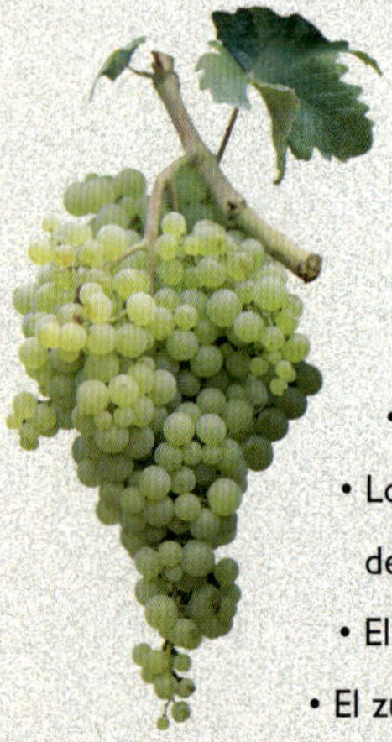

• Zumo de manzana: combina bien con zumos de verduras, especialmente con el de apio y el de zanahoria.

• Uva, naranja y limón combinan mal con zumo de col o de berro.

• El zumo de pera no es compatible con el de tomate.

• El zumo de uva no debe mezclarse con el de zanahoria.

• Los zumos de verduras no deben combinarse entre ellos, y si se les añade zumo de fruta, ésta debe ser de una sola clase.

• El zumo de albaricoque no debe mezclarse con zumos de verduras.

• El zumo de ciruelas no combina con el de verduras en general.

LA DIETA DE ZUMOS Y VERDURAS

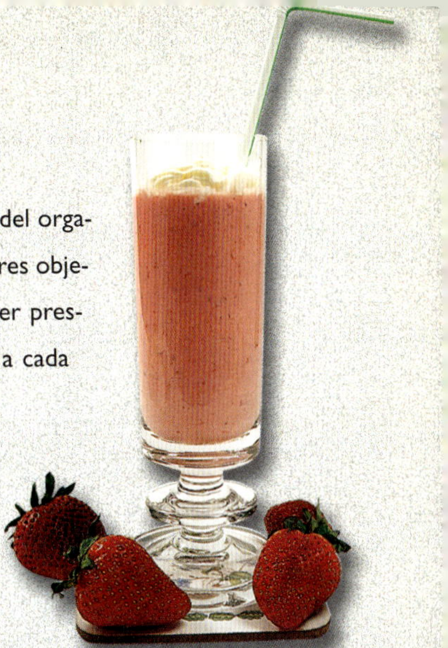

Los zumos cuentan con una larga tradición como medio de desintoxicación del organismo, al que aportan juventud, energía y belleza. Recomendados para estos tres objetivos fundamentales, una dieta basada en el consumo de zumos que debe ser prescrita por un especialista en dietética, el cual determinará el procedimiento a cada caso en particular.

Limpiar o desintoxicar nuestro cuerpo con zumos de frutas y verduras supone tanto como aminorar el proceso de envejecimiento de las células y de ciertas partes del organismo que a veces no tenemos muy en cuenta, además de esas otras que no podemos dejar de ver, como el rostro, el cuello, las manos, los pies... La acumulación de toxinas, verdaderas enemigas de nuestra armonía física, proviene de la contaminación ambiental, de los alimentos que consumimos, del agua, el alcohol, el tabaco, el estrés y el desgaste energético debido a nuestra actividad profesional y al ejercicio, a veces excesivo o descontrolado, que realizamos.

La dieta basada en los zumos de frutas y verduras –y más los primeros que los segundos– tiene su razón de ser en que ambas son una fuente inagotable de vitaminas, minerales y aminoácidos, compuestos que refuerzan nuestra reserva de nutrientes.

Las recetas seleccionadas en este libro obedecen precisamente a estos criterios de salud y belleza, y se complementan con las siguientes observaciones:

- Antes de iniciar la dieta rejuvenecedora basada en zumos de frutas y verduras, conviene llevar a cabo una adaptación a los cambios previsibles mediante una dieta ligera.
- La dieta de zumos de frutas y verduras no debe sobrepasar uno o dos días de duración como máximo.
- Se deben tomar 3 vasos (230 ml aproximadamente) del zumo elegido, además de consumir un litro de otros líquidos.
- Cada vaso de zumo debe ser diluido en 115 ml de agua, ya que el contenido de azúcares naturales puede provocar mareos.
- La dieta de zumos y verduras es inapropiada para personas diabéticas, que en todo caso deben consultar a su médico.

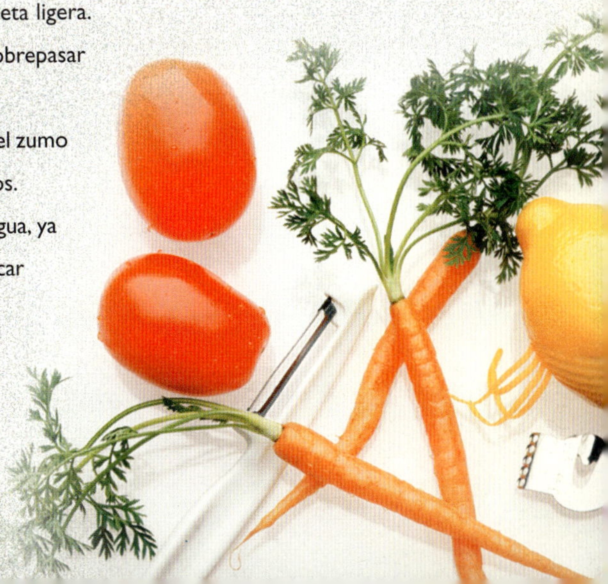

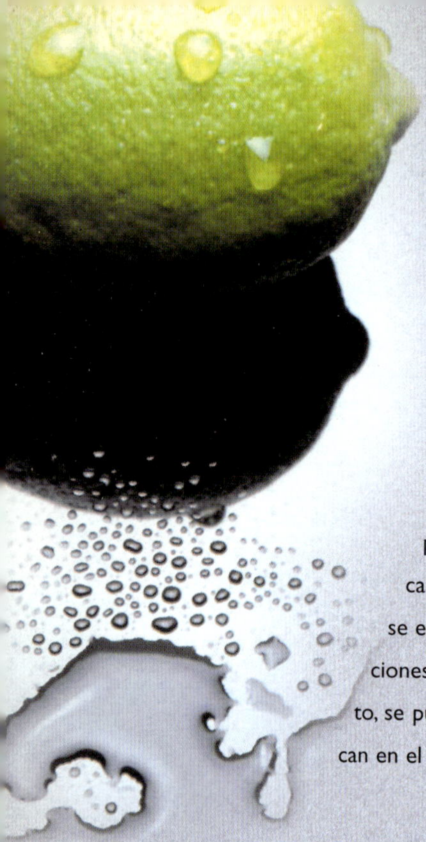

- Esta dieta puede hacerse varias veces al año, con lo que nuestro organismo se habituará a este tipo de proceso de limpieza.
- La dieta de zumos y verduras requiere cuidados especiales tanto al inicio como a su conclusión, siempre bajo la vigilancia de un especialista.

PROPUESTAS DE ZUMOS

Las cuarenta propuestas que mostramos en este libro pueden consumirse en cualquier momento como suplemento alimenticio que aporte vitaminas y minerales o, simplemente, por placer, pero si alguien desea poner en práctica una dieta de zumos y verduras para limpiar y desintoxicar el organismo, ofrecemos a continuación cinco propuestas cuyas recetas se encuentran en este libro. Insistimos en que se deben seguir las recomendaciones anteriores y estar siempre supervisada por un especialista y, por supuesto, se pueden cambiar y combinar por otros de los muchos zumos que se explican en el libro, con el fin de adecuarlos a las necesidades y gustos personales.

PRIMERA PROPUESTA

MAÑANA: Zumo amarillo

TARDE: Zumo de calabaza aromatizada

NOCHE: Zumo de apio y zanahoria

SEGUNDA PROPUESTA

MAÑANA: Zumo de cítricos y lecitina

TARDE: Zumo de verduras con ajo y perejil

NOCHE: Zumo rosa

TERCERA PROPUESTA

MAÑANA: Zumo de fresas y mango

TARDE: Zumo bandera

NOCHE: Zumo de tomate y apio

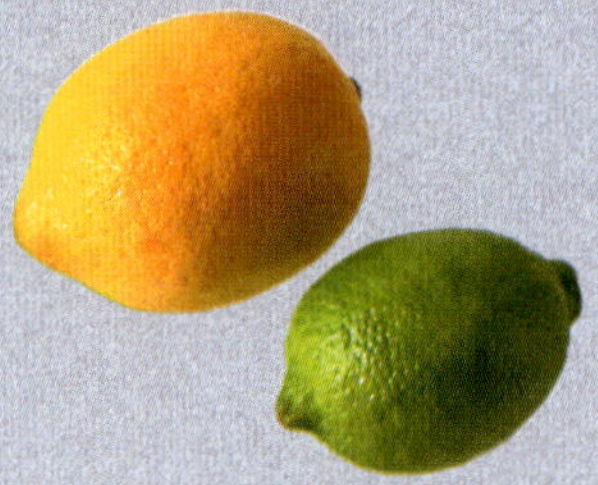

CUARTA PROPUESTA

MAÑANA: Zumo de cítricos con piña

TARDE: Zumo mediterráneo

NOCHE: Zumo de verduras con limón

QUINTA PROPUESTA

MAÑANA: Zumo primavera

TARDE: Zumo de apio y pepino

NOCHE: Zumo de verduras y manzana

Zumo *Amarillo*

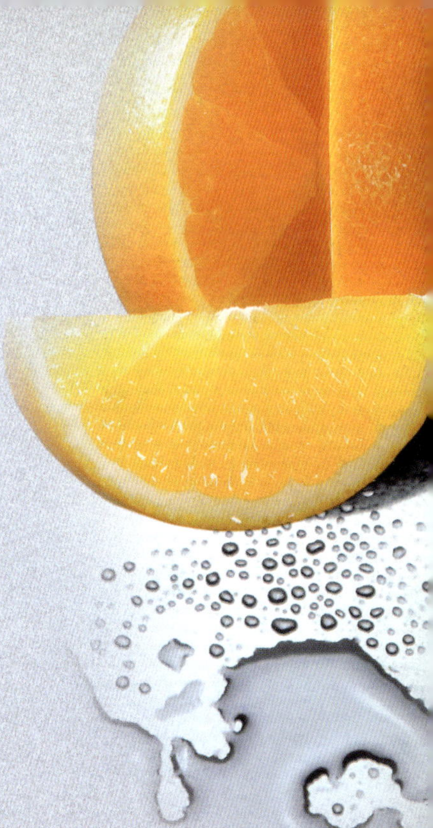

Elaboración

Partimos las naranjas y el pomelo por la mitad y exprimimos. Añadimos el zumo de limón y removemos. En sendos vasos, ponemos los cubitos de hielo y agregamos una cucharada de agua en cada uno. Vertemos el zumo de las frutas encima del hielo y a continuación ponemos la soda, removiéndolo ligeramente.

Servimos en copa larga y lo tomamos a sorbos espaciados.

Consejo

Los ingredientes de este zumo lo convierten en preventivo de las arrugas, es decir, un excelente depurativo de la piel. Aun siendo ácido –pero apetitoso–, este combinado de cítricos es uno de los mejores aliados de las dietas de adelgazamiento, sobre todo si se toma en ayunas y con cierta regularidad.

Raciones: 2

Ingredientes

2 naranjas • Un pomelo amarillo • Zumo de medio limón • 2 cucharadas de agua • 4 cubitos de hielo • 2 cucharadas de soda

valorenergético

Por ración

CALORÍAS: 57.

PROTEÍNAS: 0,9 g.

HIDRATOS DE CARBONO: 18,9 g.

GRASAS TOTALES: 0 g.

SALES MINERALES: 405,6 mg.

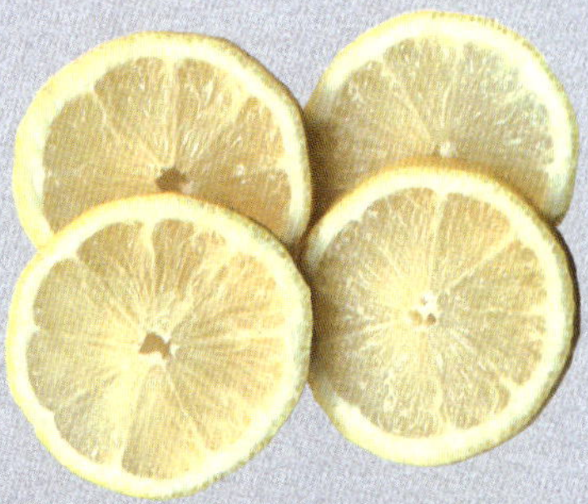

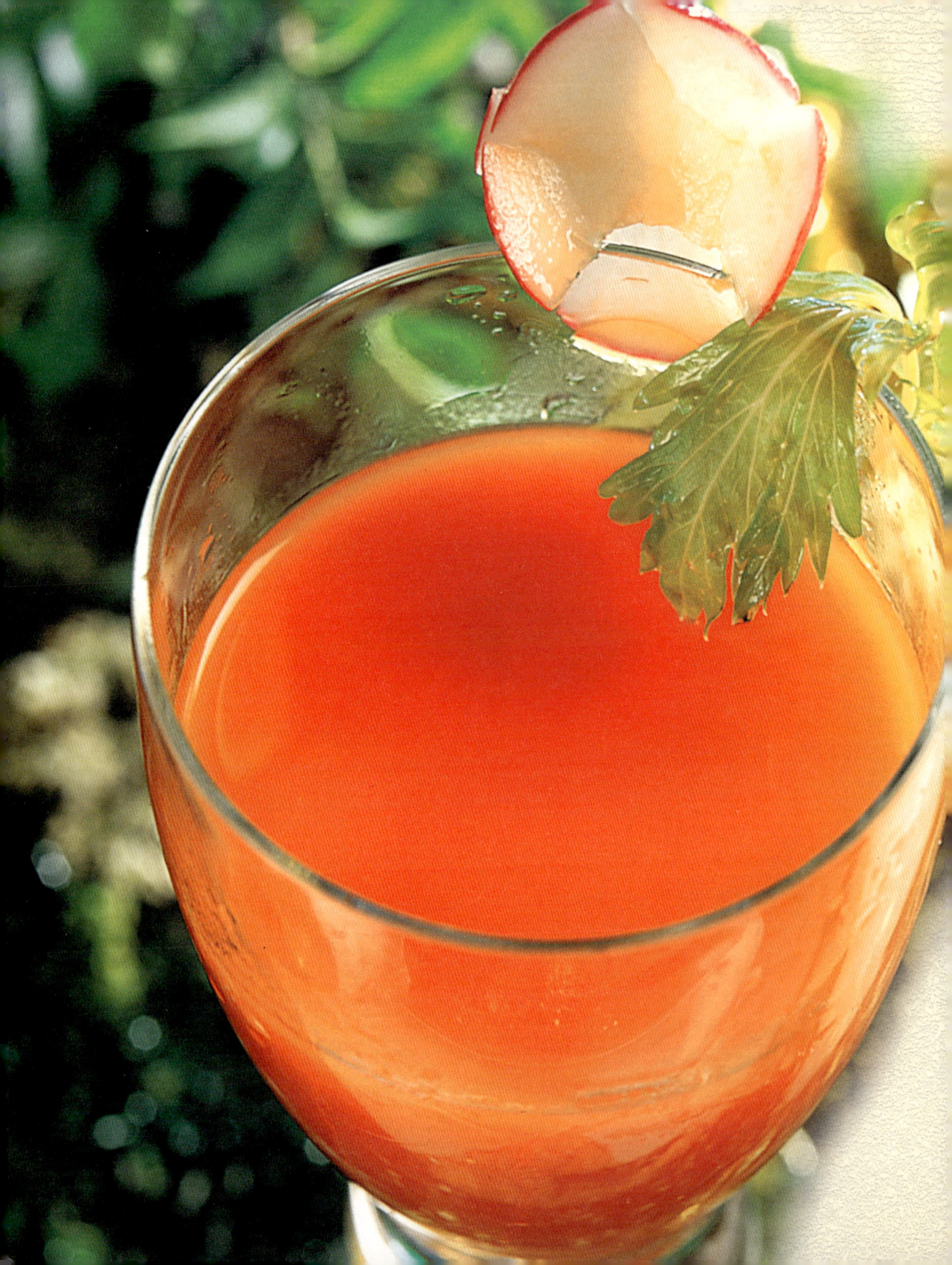

Zumo de *Apio y zanahoria*

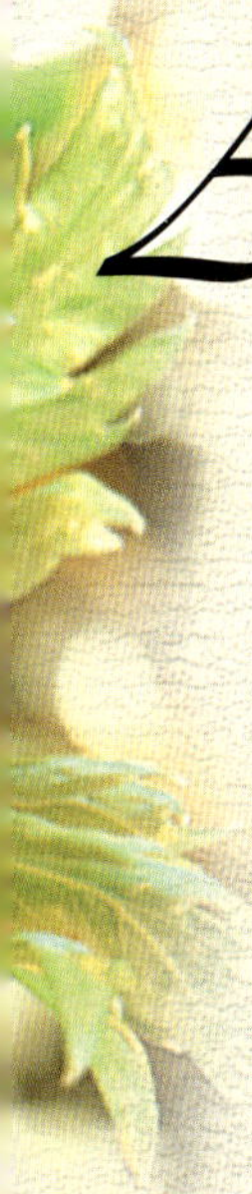

Raciones: 2

Ingredientes:

3 zanahorias • Un tallo de apio blanco • Una cucharada de miel de azahar • Medio vaso de agua

Elaboración

Rallamos las zanahorias y después las lavamos. Limpiamos el tallo de apio y lo lavamos también. Por separado, ponemos ambos ingredientes en la licuadora. Vertemos el zumo obtenido en una jarra y añadimos la cucharada de miel y el agua, removiendo bien hasta lograr una mezcla homogénea.

Servimos en vaso largo, previamente enfriado en el congelador. Podemos añadir una rodaja de rabanito como adorno.

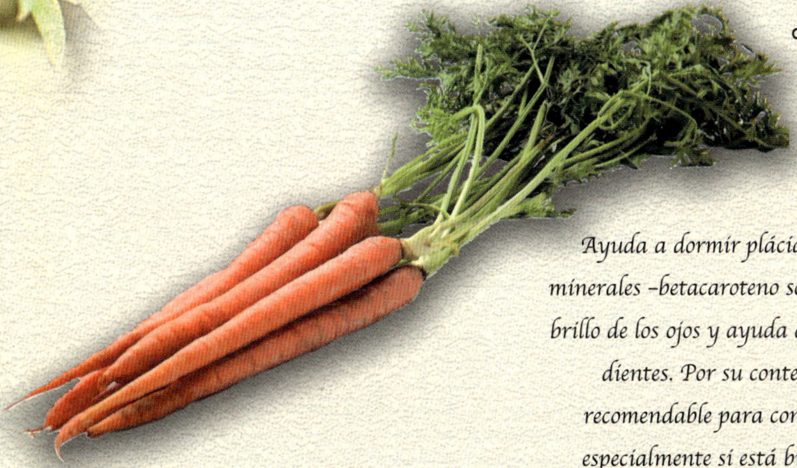

Consejo

Ayuda a dormir plácidamente. Rico en vitaminas y minerales –betacaroteno sobre todo–, este zumo realza el brillo de los ojos y ayuda a conservar la blancura de los dientes. Por su contenido en melanina, también es recomendable para conservar el buen tono de la piel, especialmente si está bronceada naturalmente. Para aprovechar las propiedades de este zumo, debe tomarse recién elaborado y un rato antes de acostarse.

valor.energético

Por ración

Calorías: 94. Proteínas: 1,93 g. Hidratos de carbono: 19,6 g. Grasas totales: 0,4 g.

Sales minerales: 195, 7 mg.

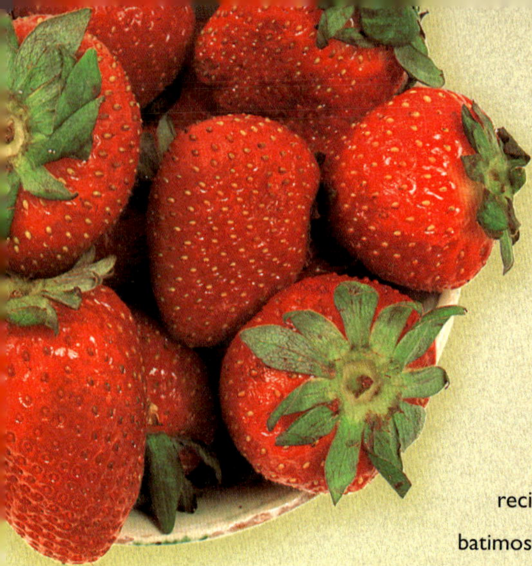

Batido *Malva*

Elaboración

Eliminamos las partes verdes de las fresas, las lavamos con agua fría y las licuamos. Vertemos el zumo resultante en un recipiente redondo de cristal, agregamos el huevo y la leche, y batimos durante un minuto. Podemos añadir azúcar o edulcorante, según gustos, removiendo entonces para que la mezcla sea homogénea. Servimos en vasos largos.

Raciones: 2

Ingredientes:

1/4 kg de fresas rojas • Un huevo muy fresco • Un vaso de leche desnatada • Azúcar o edulcorante

Consejo

Por el especial aporte vitamínico de este batido, es un gran remedio para el retraso del envejecimiento. El huevo crudo está especialmente recomendado para la buena salud del organismo en general y del buen estado físico en particular. Recordemos que las fresas son eficaces regeneradoras de la piel y que el consumo de leche ayuda a mantener el equilibrio óseo, lo que redunda en la elasticidad muscular.

valorenergético

Por ración

CALORÍAS: 82. PROTEÍNAS: 7,4 g. HIDRATOS DE CARBONO: 13,9 g.
GRASAS TOTALES: 1,08 g. SALES MINERALES: 325,6 mg.

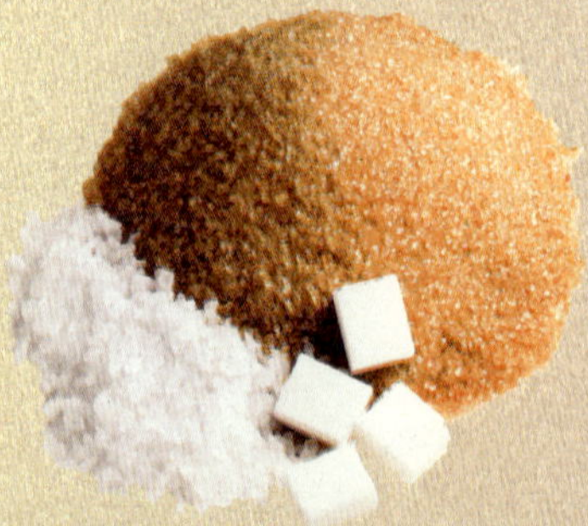

Zumo *Tranquilo*

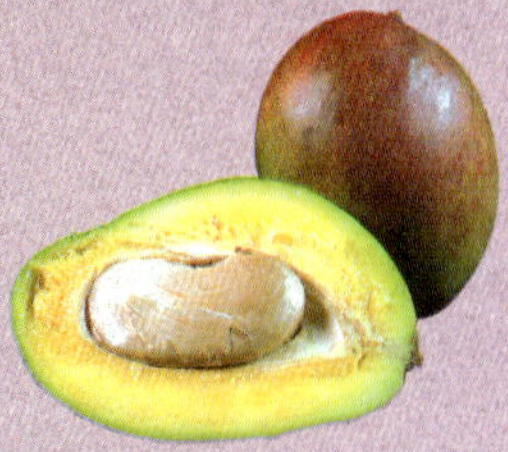

Raciones: 2

Ingredientes:

Un mango • 2 kiwis, maduros • 4 peras • Hierbabuena

Elaboración

Pelamos el mango y lo troceamos, retirando el hueso. Pelamos los kiwis y los troceamos también. Lavamos las peras, las partimos y eliminamos las semillas. Una vez preparadas las frutas, se licúan juntas. Vertemos el zumo resultante en un recipiente redondo de cristal y removemos bien. Si la mezcla parece demasiado espesa, agregamos medio vasito de agua, aunque es conveniente que quede un poco compacta. Servimos en copas grandes de cóctel, que adornamos con unas hojitas sueltas de hierbabuena.

Consejo

Como su propia denominación indica, es un zumo relajante y saludable tanto en los regímenes de adelgazamiento como para el cuidado y salud de las encías. Recordemos, además, que los vapores de hojas de hierbabuena son un extraordinario estimulante para la piel del rostro y del cuello y que están indicados contra las arrugas.

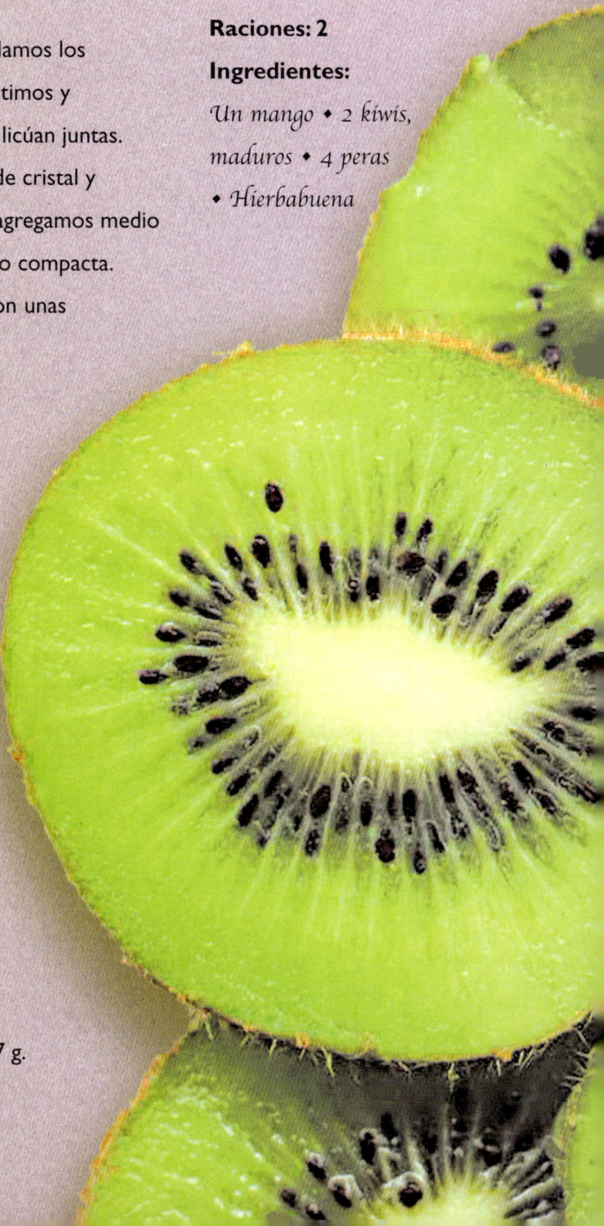

valorenergético

Por ración

CALORÍAS: 109. PROTEÍNAS: 2,5 g. HIDRATOS DE CARBONO: 50,7 g. GRASAS TOTALES: 0,4 g. SALES MINERALES: 749 mg.

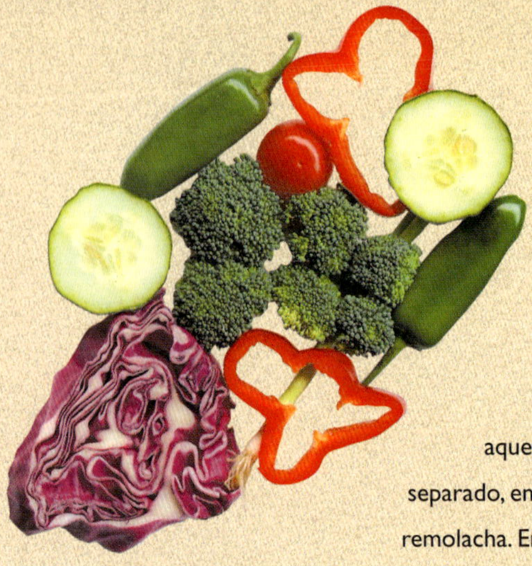

Zumo rojo y *Verde*

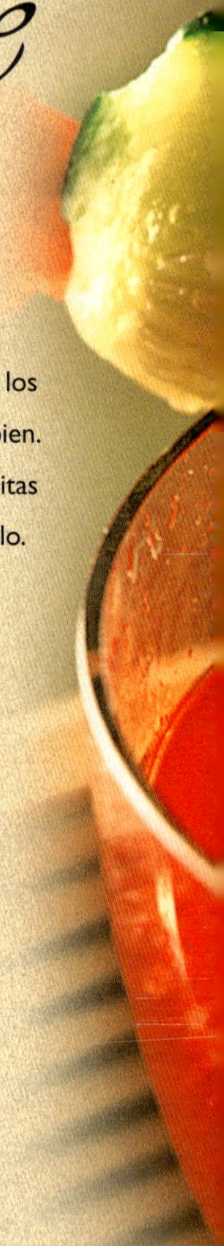

Elaboración

Lavamos todos los ingredientes y pelamos aquellos que así lo requieren. Los licuamos por separado, empezando por las frutas y terminando con la remolacha. En un recipiente redondo de cristal, mezclamos los zumos obtenidos y removemos bien. Servimos en copas bajas y anchas, que adornamos con hojitas del perejil separadas de su tallo.

Raciones: 2

Ingredientes:

2 peras • 2 manzanas • 2 hojas de acelga, grandes • Un pepino pequeño • Un pimiento rojo, pequeño • Media remolacha, cocida • Una ramita de perejil

Consejo

Éste es uno de los zumos más completos. Limpia y refuerza el organismo, a la vez que ayuda en las dietas contra el sobrepeso. Al limpiar y tonificar por dentro, el resultado repercute en la frescura de la piel y en la regeneración del cabello.

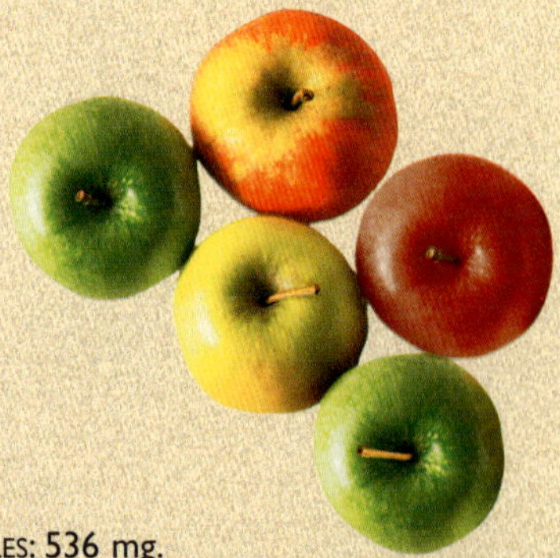

valor energético

Por ración

Calorías: 129. Proteínas: 1,95 g.

Hidratos de carbono: 35,4 g.

Grasas totales: 0,4 g. Sales minerales: 536 mg.

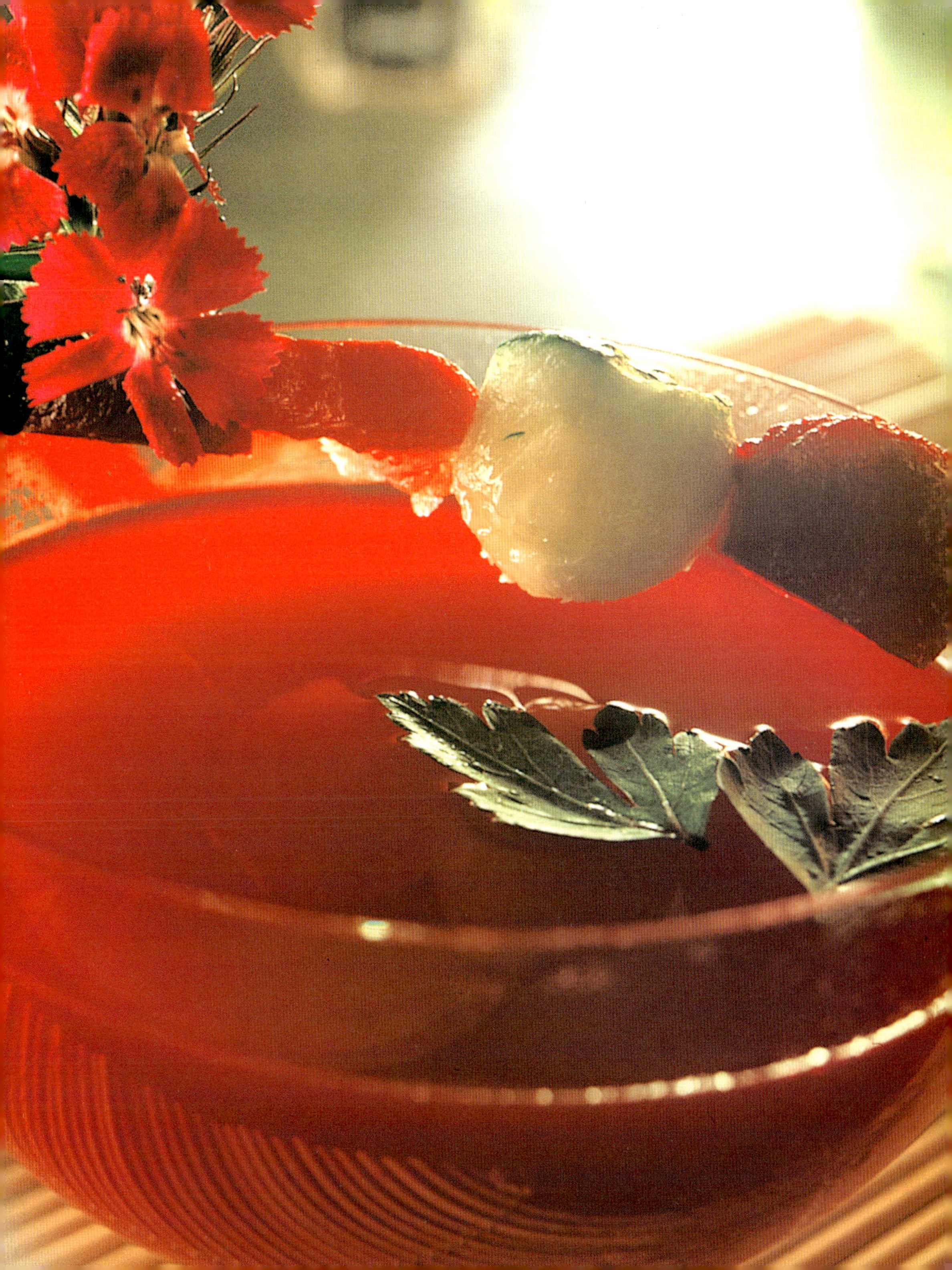

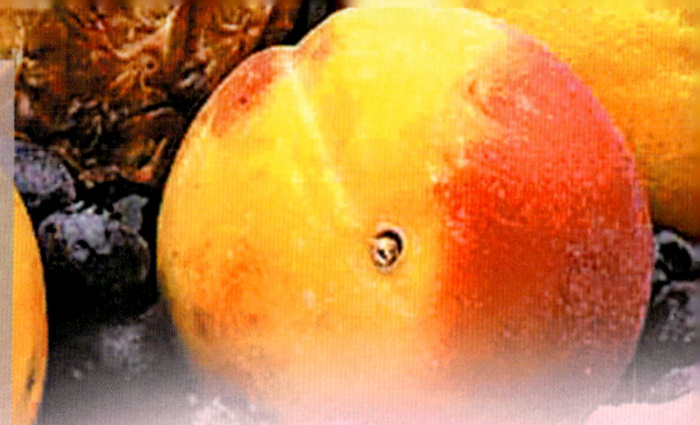

Zumo Rosa

Raciones: 2

Ingredientes:

4 zanahorias • 3 tomates, maduros • 4 tallos de apio blanco • Zumo de un limón

Elaboración

Lavamos bien las zanahorias, los tomates y el apio. Luego troceamos estas verduras y las licuamos por separado. Ponemos el zumo obtenido en un bol de cristal y añadimos el zumo de limón. Removemos bien hasta que la mezcla sea homogénea, añadiendo una cucharada de agua si fuera necesario.

Servimos en vaso largo, que adornamos con una rodaja de limón mordiendo el borde.

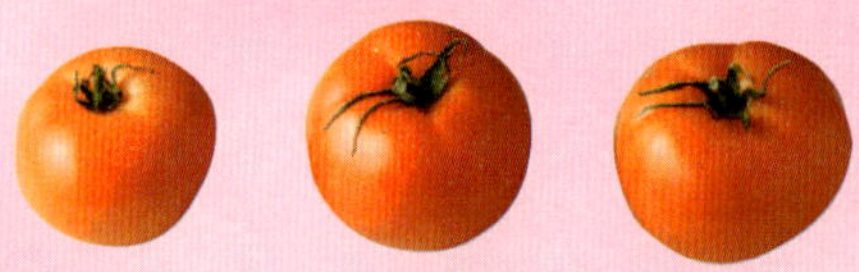

Consejo

El triple efecto básico de este zumo –relajante, diurético y antioxidante– favorece de modo especial la circulación de la sangre, lo que le convierte en un aliado de las dietas de adelgazamiento, de la tersura de la piel y para combatir las antiestéticas varices. Recordemos, además, que el zumo de limón en una tacita de café amargo actúa como relajante del sistema nervioso y alivia las jaquecas.

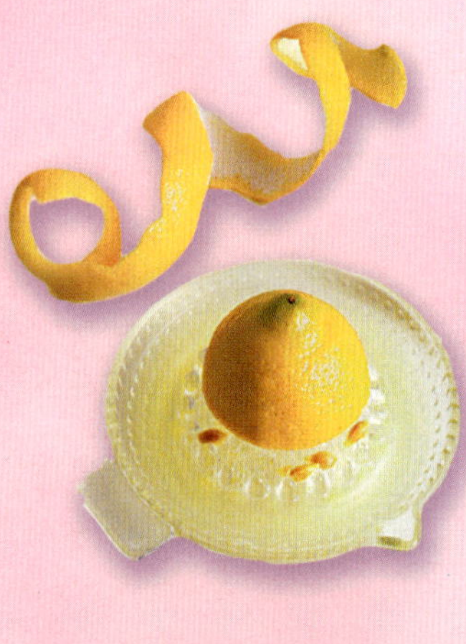

valor energético

Por ración

Calorías: 120. Proteínas: 7,1 g. Hidratos de carbono: 22,7 g. Grasas totales: 1,1 g. Sales minerales: 348,5 mg.

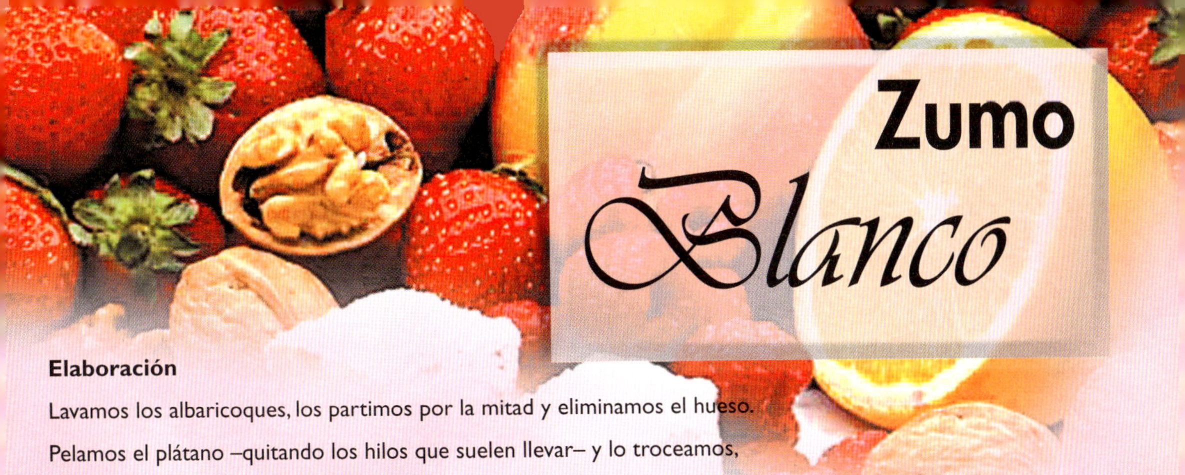

Zumo Blanco

Elaboración

Lavamos los albaricoques, los partimos por la mitad y eliminamos el hueso. Pelamos el plátano –quitando los hilos que suelen llevar– y lo troceamos, reservando un par de rodajas finas. Licuamos las frutas y ponemos la mezcla obtenida en un bol de cristal. Luego añadimos los zumos de naranja y de limón, previamente preparados, y removemos bien.

Servimos en vasos anchos y bajos, que adornamos con las rodajas de plátano reservadas.

Raciones: 2

Ingredientes:

2 albaricoques • Un plátano maduro • Zumo de una naranja • Zumo de un limón

Consejo

El albaricoque de este apetitoso combinado está particularmente indicado para pieles grasientas. Por añadidura, la naranja y el limón mejoran el aspecto y la salud del cabello. Recordemos, además, que las aplicaciones de pulpa de albaricoque y de naranja sobre el rostro rejuvenecen la piel y eliminan los puntos grasos.

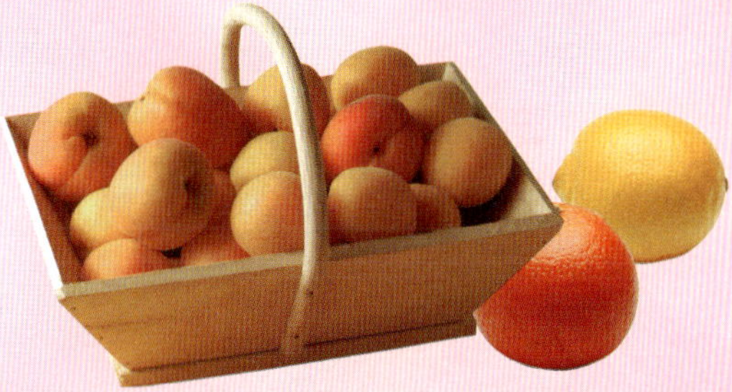

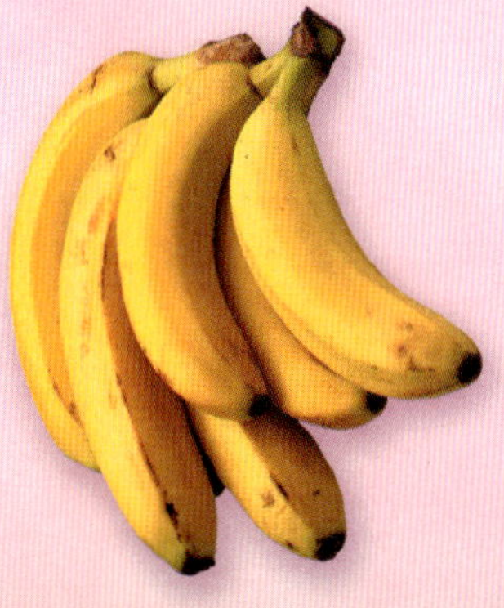

valor energético

Por ración

Calorías: 98. Proteínas: 2,7 g.

Hidratos de carbono: 25 g. Grasas totales: 0,3 g. Sales minerales: 744 mg.

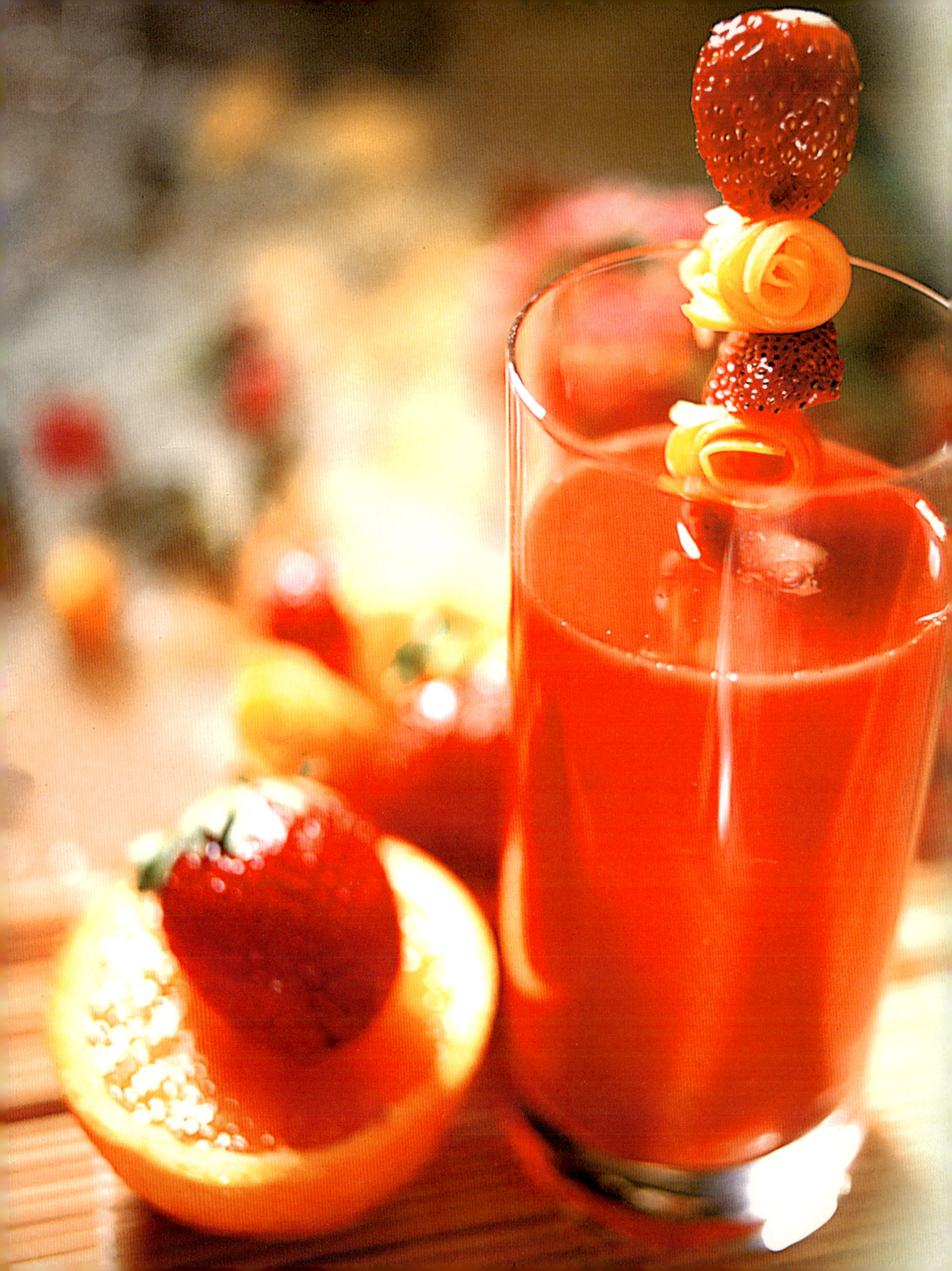

Zumo de *fresas y mango*

Raciones: 2

Ingredientes:

150 g de fresas
- *2 mangos*
- *El zumo de una naranja*
- *6 cubitos de hielo*

Elaboración

Eliminamos las partes verdes de las fresas y las lavamos. Pelamos los mangos, los partimos y eliminamos el hueso. Luego troceamos ambas frutas, que licuamos a continuación por separado. En una jarra de cristal, ponemos el zumo de naranja y añadimos el licuado de las frutas obtenido. Agregamos los cubitos de hielo y removemos con energía. Servimos en vaso largo, que adornamos con pequeñas porciones de fresa.

Consejo

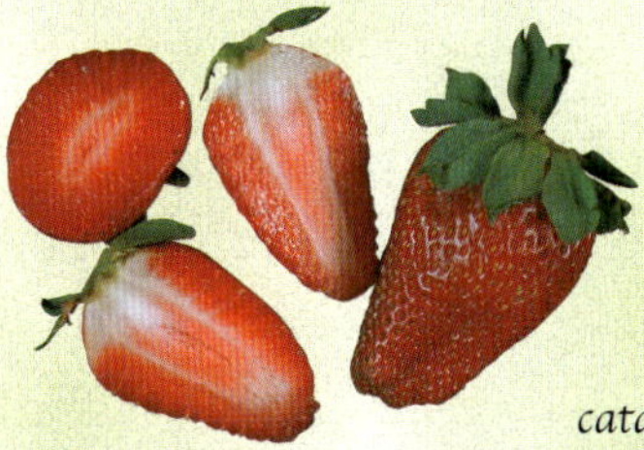

Zumo especialmente indicado para rejuvenecer la textura de la piel, al mismo tiempo que ayuda a regenerarla, combatiendo las arrugas producidas por el paso del tiempo y la oxidación, ya que la vitamina C de la naranja es antioxidante. Recordemos, además, que una cataplasma de pulpa de naranja en el rostro, suaviza las arrugas.

valorenergético

Por ración

Calorías: 212. Proteínas: 3,5 g. Hidratos de carbono: 49,5 g.

Grasas totales: 1,5 g. Sales minerales: 801 mg.

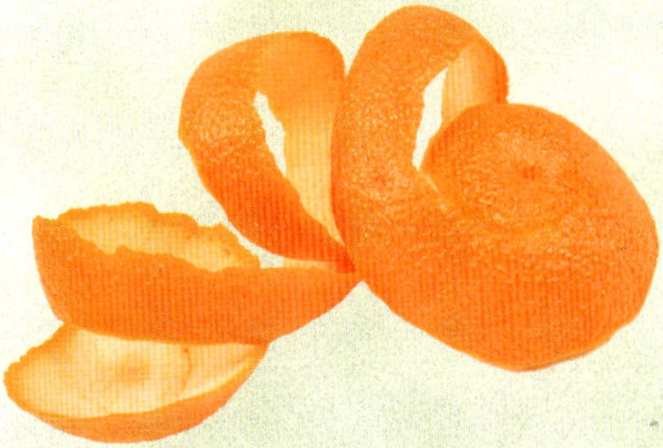

Zumo de Apio y pepino

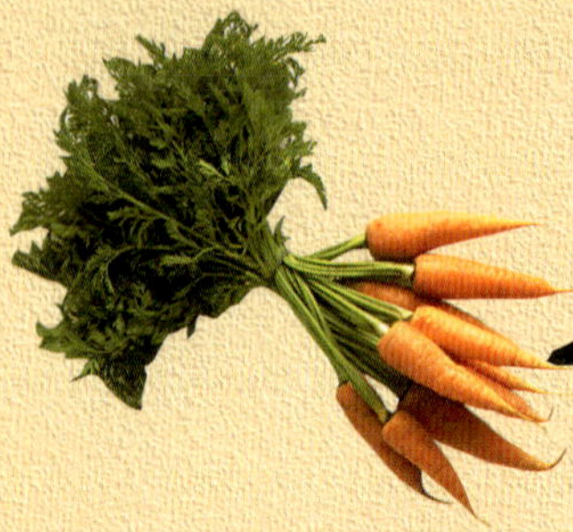

Raciones: 2

Ingredientes:

Un pepino pequeño • 2 zanahorias • 2 tallos de apio blanco • 1/4 litro de agua • Una ramita de perejil

Elaboración

Pelamos el pepino y las zanahorias. Lavamos bien los tallos de apio. Troceamos las verduras y las licuamos juntas. Vertemos el zumo obtenido en una jarra, añadimos el agua y removemos bien.

Servimos en vaso largo, que adornamos con unas hojitas de perejil sueltas.

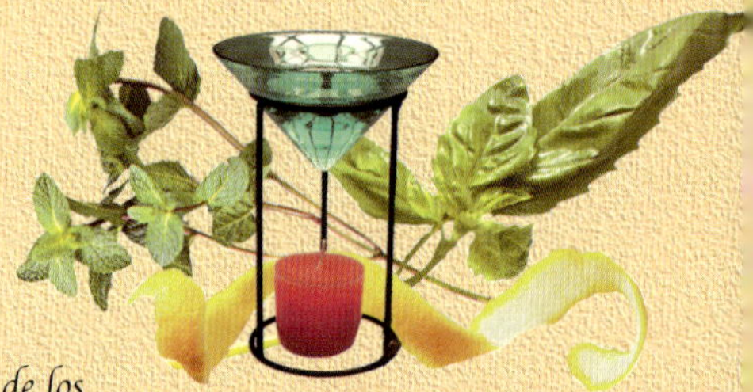

Consejo

Zumo recomendable para activar la circulación de la sangre, actuando sobre varices y bultos debidos a un deficiente riego sanguíneo. Es aconsejable también para la belleza de los senos y para incrementar el brillo de los ojos. Recordemos, además, una receta clásica para mejorar la textura de la piel, consistente en poner apio verde (silvestre) en maceración con agua de colonia de baja graduación alcohólica –o con aceites ligeros– y darse fricciones con la mezcla.

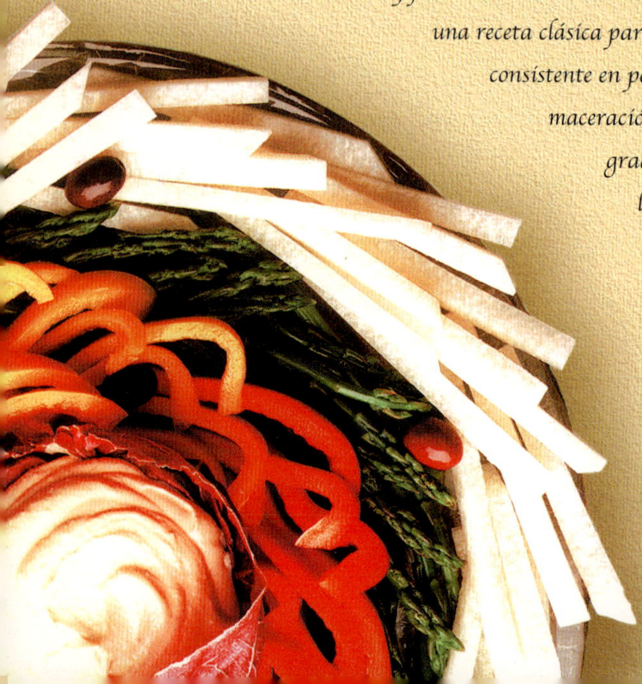

valor energético

Por ración

CALORÍAS: 57. PROTEÍNAS: 2,9 g.

HIDRATOS DE CARBONO: 10,5 g.

GRASAS TOTALES: 0,6 g.

SALES MINERALES: 279,9 mg.

Zumo de 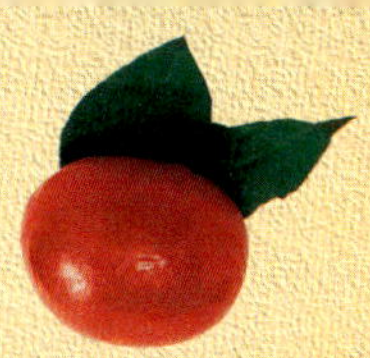

Manzana y plátano

Elaboración

Pelamos los plátanos y las manzanas, a las que quitamos las semillas y sólo pelaremos en caso de estar enceradas. Ponemos el agua indicada en la batidora y agregamos las frutas troceadas. Batimos hasta obtener una mezcla homogénea y con la consistencia deseada.

Servimos en vasos anchos, que adornamos con las guindas muy picaditas.

Raciones: 2

Ingredientes:

4 plátanos • 6 manzanas
• Medio vaso de agua
• 2 guindas en conserva

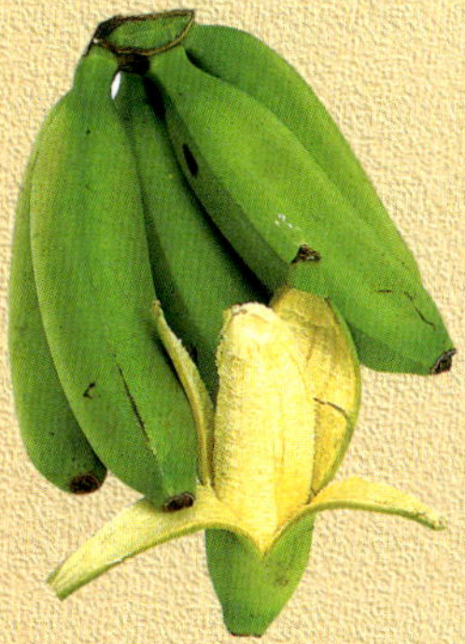

valor energético

Por ración

Calorías: 274. Proteínas: 3,5 g.
Hidratos de carbono: 84,2 g.
Grasas totales: 0,62 g.
Sales minerales: 765,7 mg.

Consejo

Este zumo es ideal para combatir la acné, ya que la manzana -altamente digestiva- actúa como depurativo de la sangre. Por su parte, el plátano -rico en carbohidratos- es muy nutritivo y necesario para personas con frecuente gasto energético, bien por su actividad, bien por la práctica de ejercicio al aire libre, actuando sobre músculos y nervios. Recordemos, además, que la pulpa de plátano maduro, puesta sobre el rostro en forma de mascarilla, ayuda a restablecer la humedad natural de la piel.

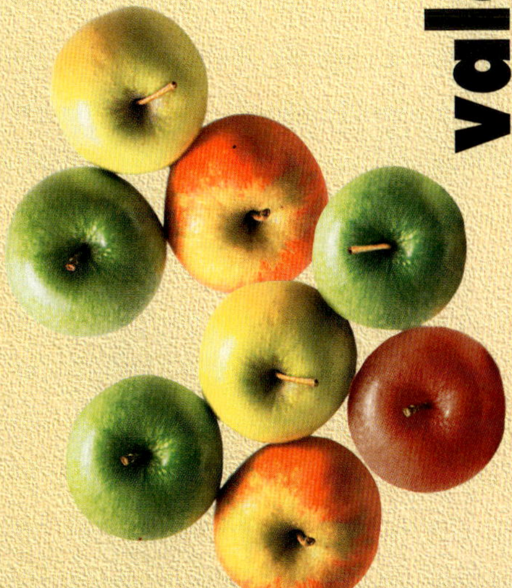

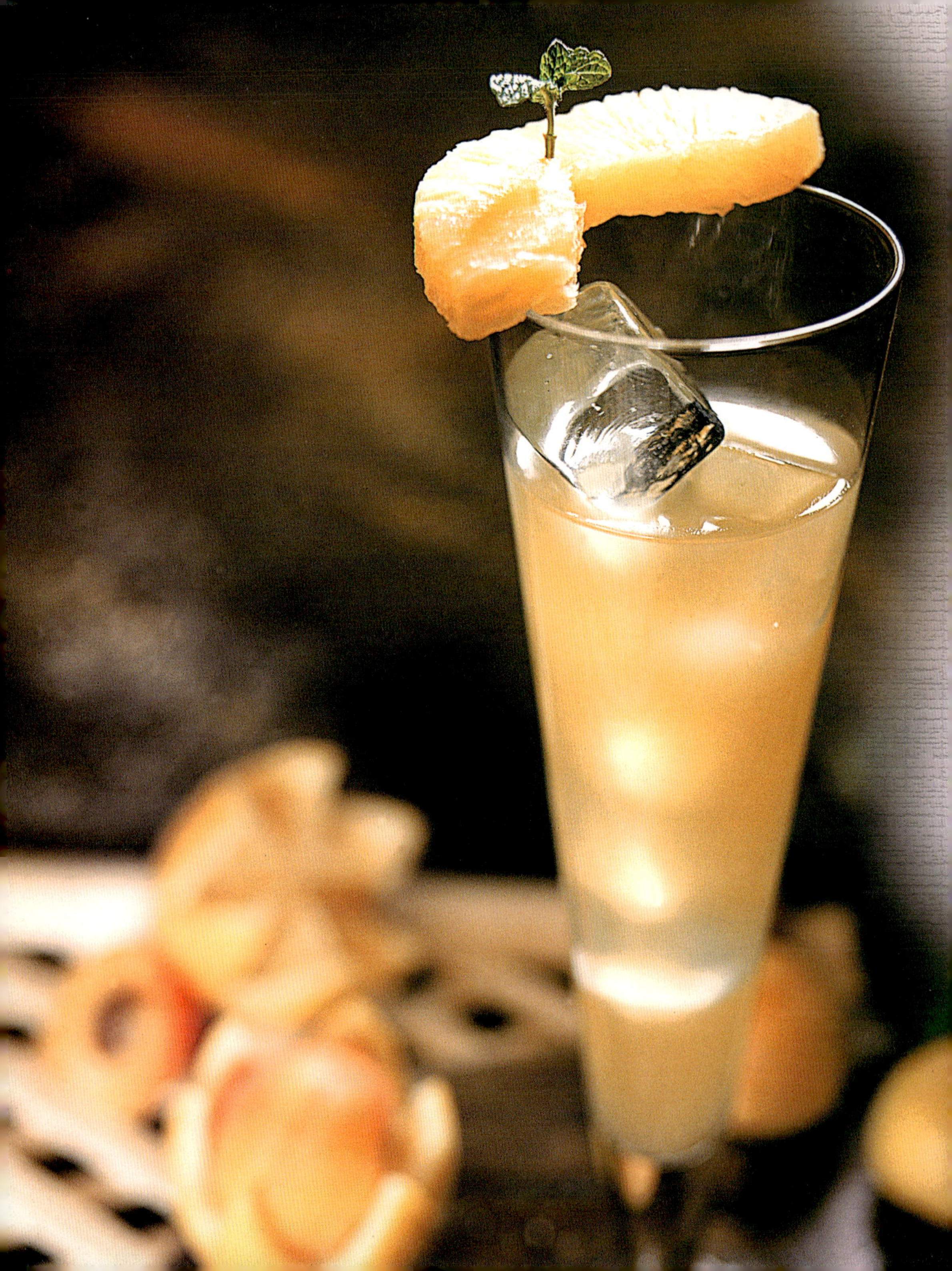

Zumo de *Piña y albaricoque*

Elaboración

Lavamos los albaricoques y les quitamos el hueso. Pelamos y limpiamos bien la piña, retirando la parte central. Troceamos ambas frutas y las licuamos, poniendo la mezcla en una jarra de cristal. Agregamos el zumo de limón y el agua, y removemos enérgicamente.

Servimos en vaso largo, de cristal fino, añadiendo dos cubitos de hielo en cada uno de ellos.

Raciones: 2

Ingredientes:

250 g de albaricoques

- *250 g de piña natural*
- *Zumo de medio limón*
- *Medio vaso de agua*
- *4 cubitos de hielo*

Consejo

Por un lado, el albaricoque contiene propiedades que favorecen todo lo relacionado con los ojos, incluido ese brillo especial que tanto nos gusta. Por otro la piña, diluida en agua precisamente, da bienestar al organismo cansado y es un buen relajante para la piel y el sistema muscular. Juntos, por tanto, constituyen una suma de buenos recursos estéticos, reforzados por la acción armonizante del zumo de limón.

valor energético

Por ración

CALORÍAS: 222.

PROTEÍNAS: 3,3 g.

HIDRATOS DE CARBONO: 5,4 g.

GRASAS TOTALES: 0 g.

SALES MINERALES: 649, 9 mg.

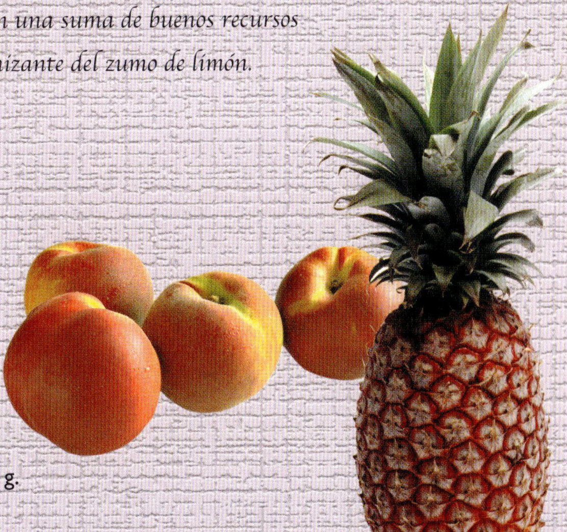

Zumo de *frutas con leche*

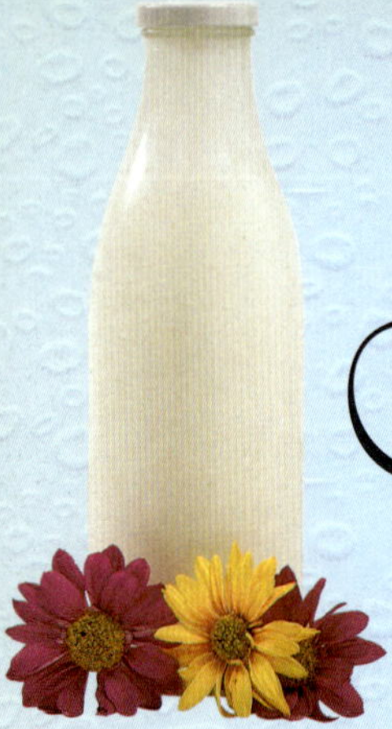

Raciones: 2

Ingredientes:

Media taza de leche semidesnatada • Un plátano maduro • Una naranja grande • Una mandarina • Zumo de un limón • Hielo picado

Elaboración

Ponemos en la batidora la leche, el plátano pelado y troceado, el zumo de una naranja y el zumo de limón. Batimos durante dos minutos como máximo.

Servimos en cuencos de cristal, poniendo en cada uno de ellos los gajos de la mandarina, después de pelarla. Adornamos los cuencos con hielo picado.

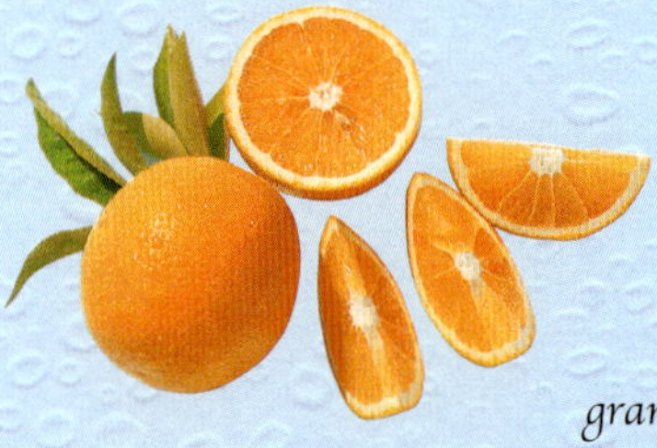

Consejo

Conocido también como «zumo antiarrugas», porque ésta es una de sus grandes propiedades. También es muy energético, por lo que se recomienda para después de hacer ejercicio y para recuperar el tono vital.

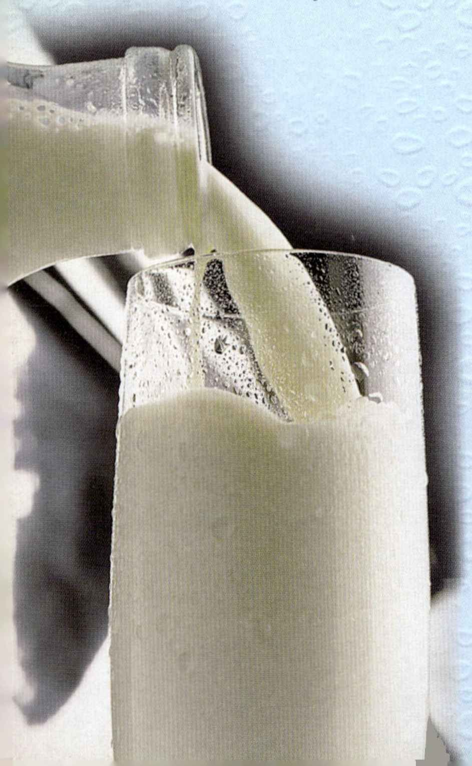

valor energético

Por ración

Calorías: 88. Proteínas: 1,6 g.

Hidratos de carbono: 20,5 g.

Grasas totales: 1,65 g. Sales minerales: 503,7 mg.

Zumo de *Cítricos con piña*

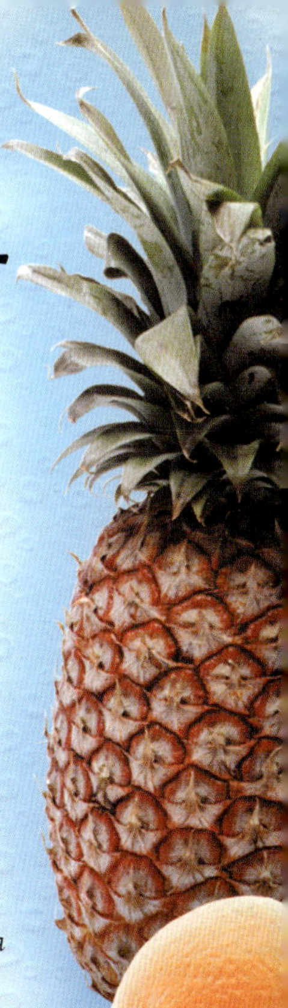

Raciones: 2

Ingredientes:

2 limones
- *2 limas*
- *5 naranjas*
- *250 g de piña en conserva*
- *Medio vasito de agua*
- *Hierbabuena*

Elaboración

Pelamos los limones –aunque un poco más costoso, se procede igual que con las naranjas–; pelamos también las limas y las naranjas. Troceamos estas frutas y luego eliminamos las semillas. Preparamos la cantidad de piña indicada, que también partimos en trozos. Ponemos las frutas en la licuadora y el zumo obtenido, en una jarra de cristal. Añadimos el agua y un chorrito del líquido de la piña. Removemos bien.

Servimos en copa alta de cristal, que adornamos con unas hojitas de hierbabuena.

Consejo

Especialmente indicado para pieles secas por sus cualidades hidratantes, este zumo es un gran aliado de nuestra belleza. La lima, sobre todo, es ideal para reforzar las defensas y fortalecer el sistema inmunológico.

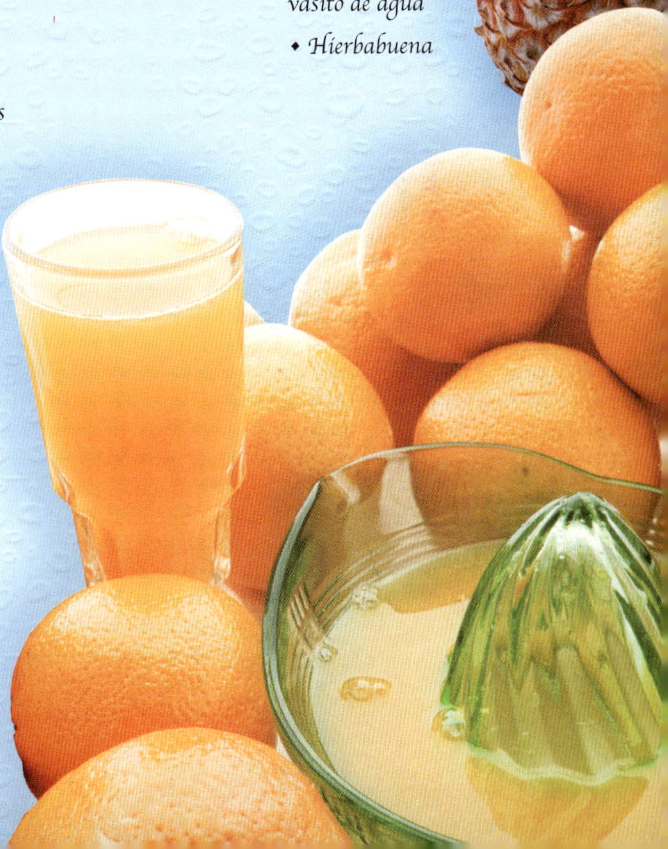

valor energético

Por ración

CALORÍAS: 178. PROTEÍNAS: 4,2 g.

HIDRATOS DE CARBONO: 42,3 g.

GRASAS TOTALES: 0 g.

SALES MINERALES: 965 mg.

Zumo «Vainiglia»

Raciones: 2

Ingredientes:

2 manzanas • Una pera • Media piña • Zumo de 2 limones • Zumo de 2 naranjas • Vainilla en polvo

Elaboración

Pelamos las manzanas y las peras, pero únicamente si están enceradas. Las troceamos y eliminamos las semillas. Pelamos la piña, la partimos por la mitad y desechamos la parte central. Licuamos estas frutas por separado y ponemos el zumo obtenido en una jarra de cristal. Agregamos el zumo de limón y de naranja y removemos bien.

Servimos en vasos anchos y bajos, espolvoreando la vainilla por encima.

Consejo

La importancia de licuar las frutas con su piel reside en sus propiedades laxantes, lo que repercute en la armonía del organismo. Con zumo de piña (50 g) y harina de soja (una cucharadita) se elabora una mascarilla antiarrugas. Se aplica durante 30 minutos en la cara y el cuello y se limpia con agua tibia.

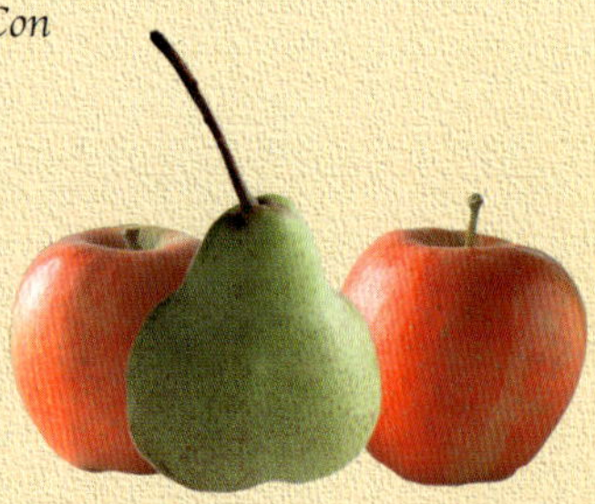

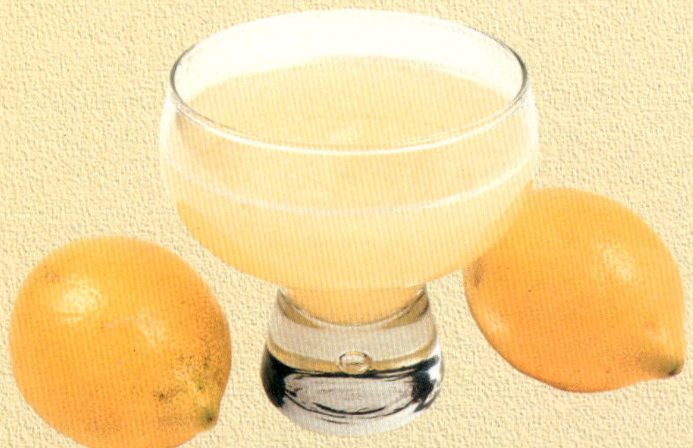

valor energético

Por ración

Calorías: 147. Proteínas: 1,55 g.

Hidratos de carbono: 39,4 g.

Grasas totales: 0 g.

Sales minerales: 731,9 mg.

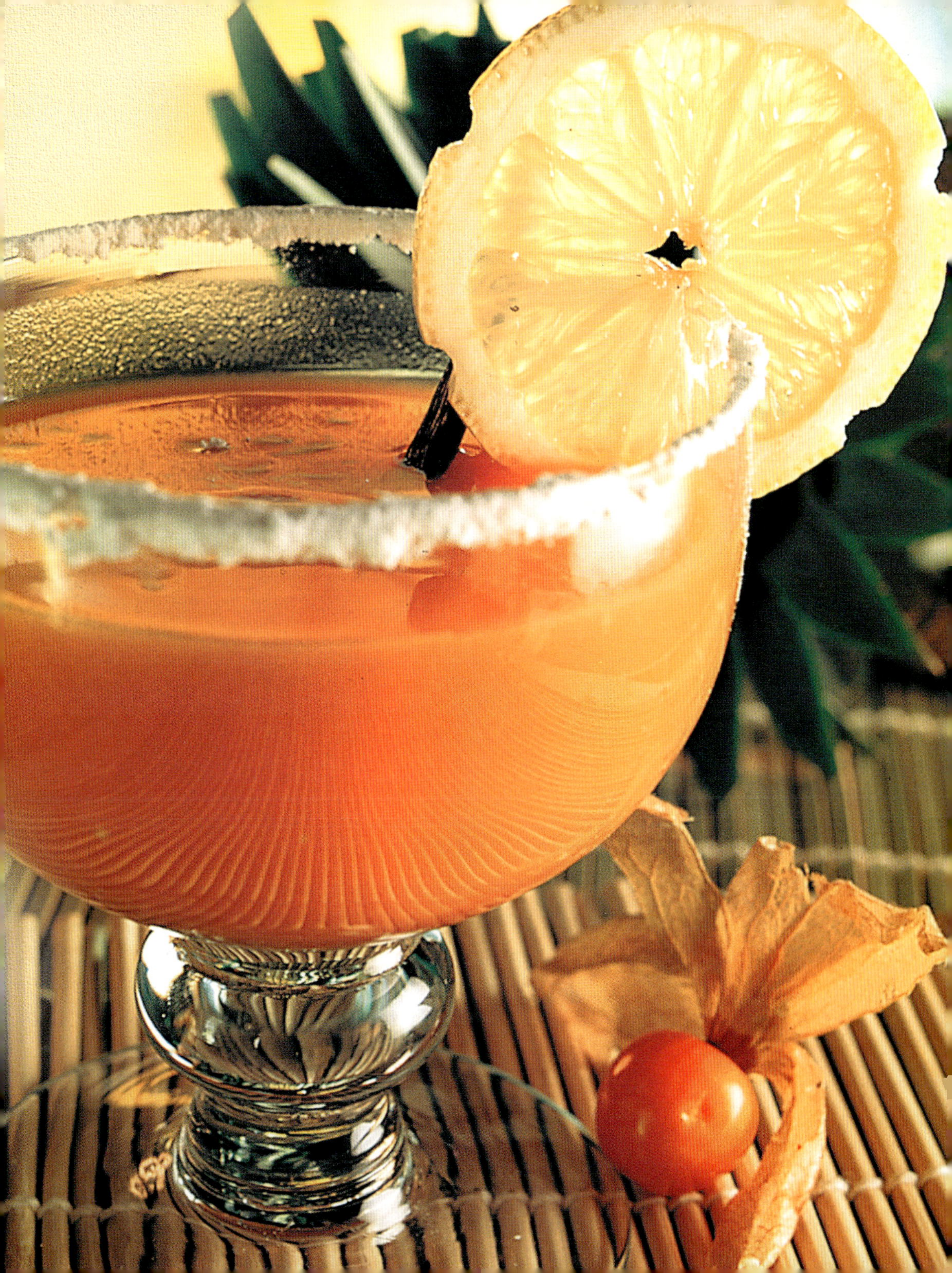

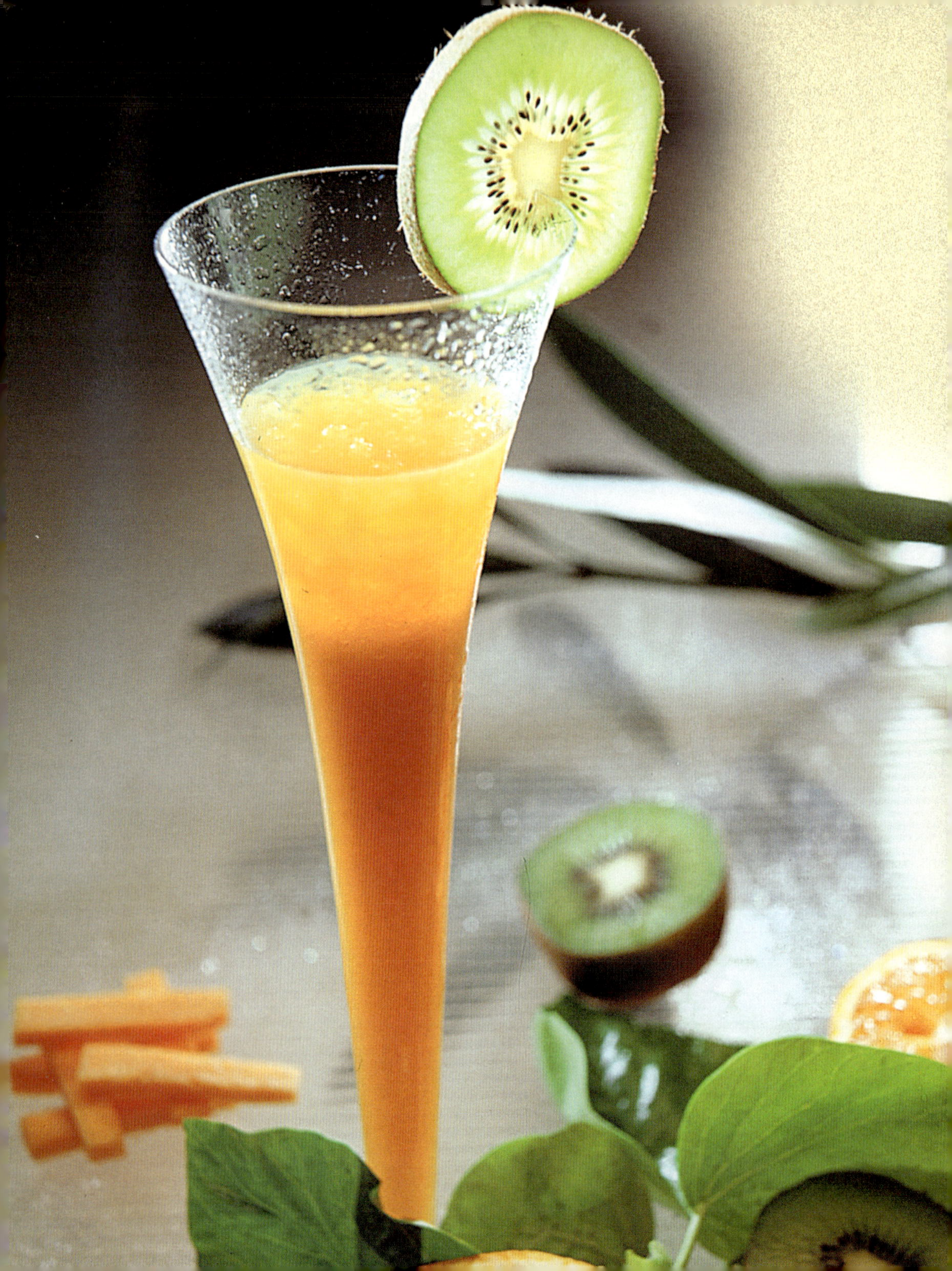

Zumo *Bandera*

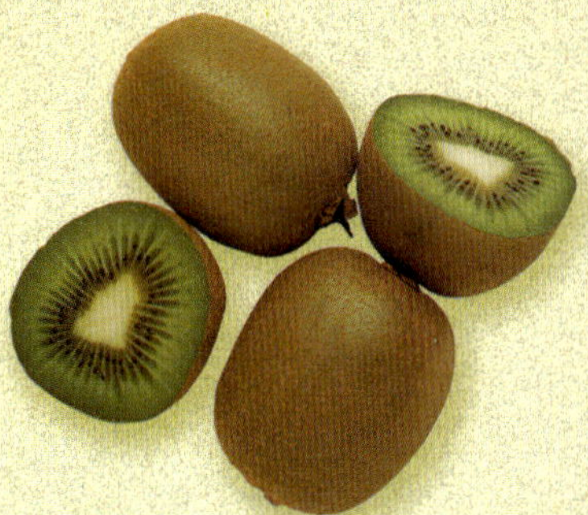

Elaboración

Pelamos los kiwis y los troceamos. Dejamos las rajas de melón sin corteza ni semillas y las troceamos también. Lavamos las zanahorias, eliminado la parte superior, que suele estar verde y más dura que el resto. Licuamos estos tres ingredientes y ponemos el zumo obtenido en una jarra de cristal. Agregamos el zumo de naranja y removemos bien.

Servimos en vasos altos y alargados con una cucharadita de hielo picado en cada uno.

Raciones: 2

Ingredientes:

2 kiwis • 2 rajas de melón • 2 zanahorias • Zumo de una naranja • Hielo picado

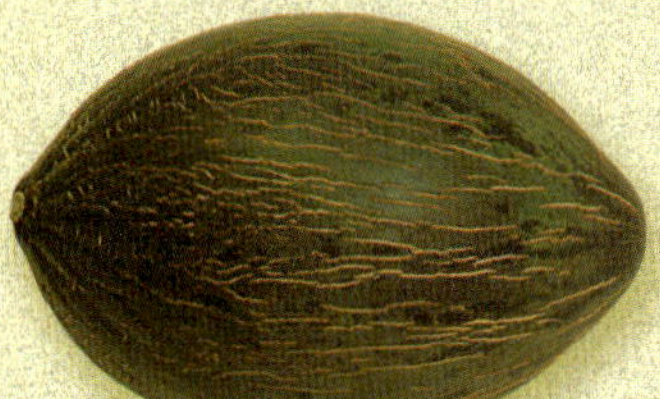

Consejo

De los ingredientes que componen la receta de este zumo, destacamos la zanahoria, conocida por su contenido en retinol, excelente para la vista. Los manuales de estética clásicos recomendaban su consumo en primavera y en forma de sopa, para absorber así los «jugos mágicos» de esta verdura que anunciaba la llegada del buen tiempo.

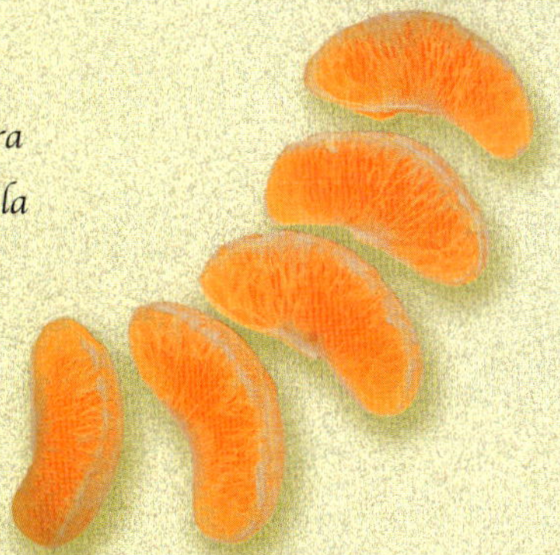

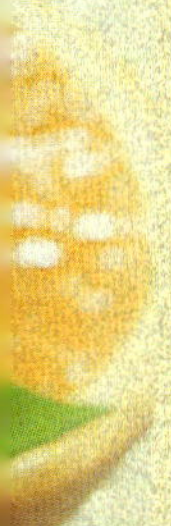

valor energético

Por ración

CALORÍAS: 131. PROTEÍNAS: 20,5 g. HIDRATOS DE CARBONO: 25,5 g. GRASAS TOTALES: 0,2 g. SALES MINERALES: 950 mg.

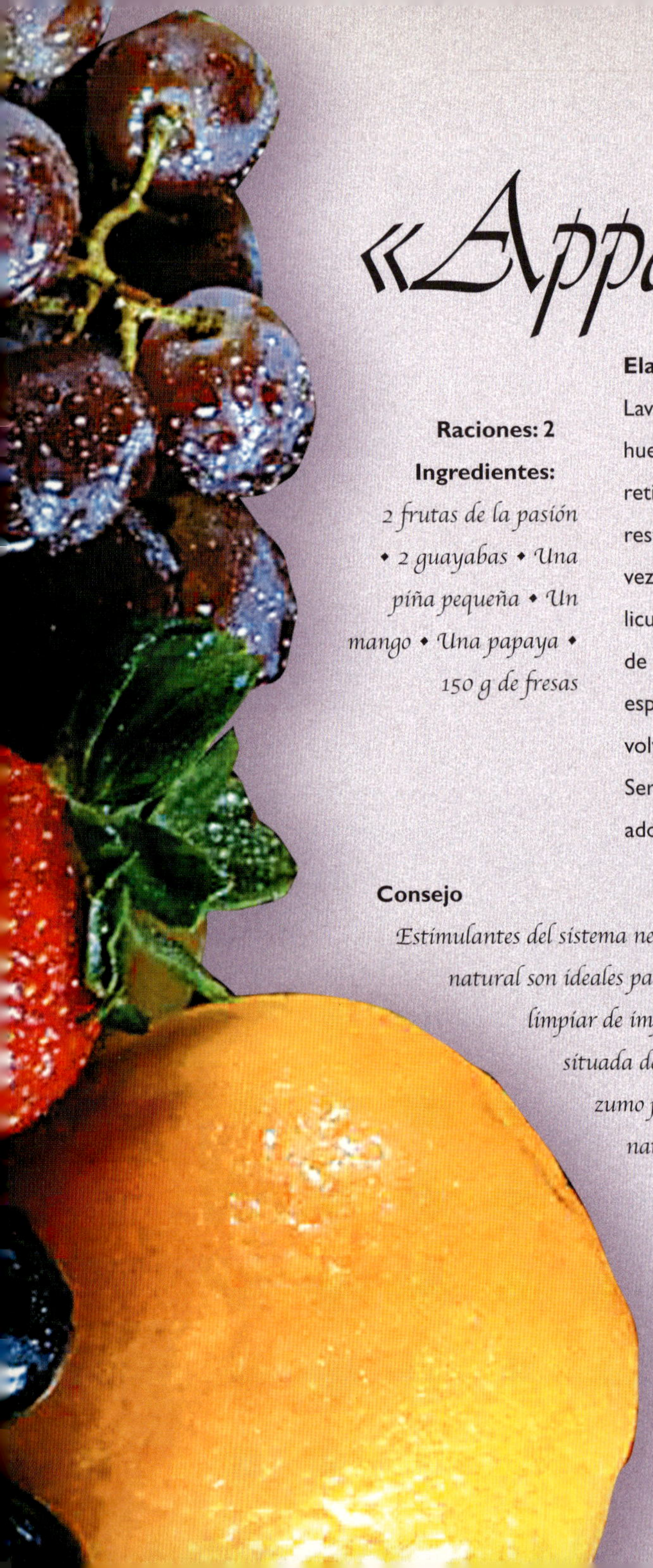

Zumo «Appasionato»

Raciones: 2

Ingredientes:

2 frutas de la pasión • 2 guayabas • Una piña pequeña • Un mango • Una papaya • 150 g de fresas

Elaboración

Lavamos y pelamos las frutas, eliminando todos los huesos y semillas. Luego las troceamos. En la piña, retiramos la parte central o corazón y troceamos el resto. De las fresas eliminamos la parte verde. Una vez preparadas las frutas, las introducimos en la licuadora y ponemos el zumo obtenido en una jarra de cristal, removiendo bien. Si resultara demasiado espeso, añadiremos un poco de agua, en cuyo caso volveremos a remover el zumo.

Servimos en copas grandes de vermú, que podemos adornar con porciones pequeñas de fresa.

Consejo

Estimulantes del sistema nervioso, las frutas que componen esta delicia natural son ideales para tonificar la circulación de la sangre y, de paso, limpiar de impurezas la dermis o capa de tejido conjuntivo situada debajo de la epidermis: ambas forman la piel. Este zumo posee, además, propiedades afrodisiacas que, al ser naturales, no perjudican ni tienen efectos nocivos.

valor energético

Por ración

Calorías: 221. Proteínas: 2,3 g.

Hidratos de carbono: 45,5 g.

Grasas totales: 1,6 g.

Sales minerales: 1.400 mg.

Zumo *a la Canela*

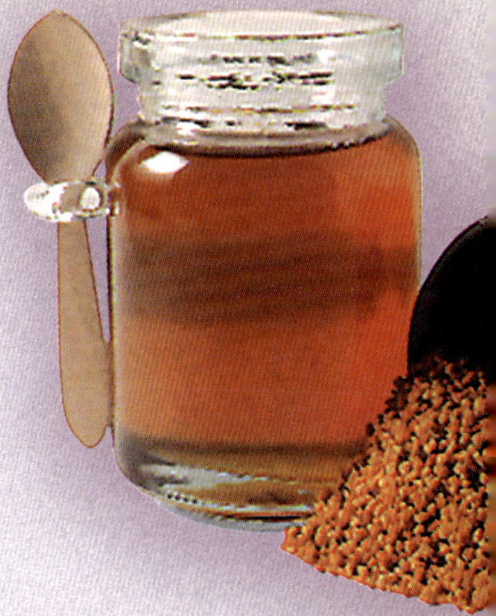

Elaboración

Pelamos la piña, eliminamos la parte central, tomamos la cantidad indicada y troceamos. Lavamos la manzana –si está encerada hemos de pelarla–, la partimos en trozos y quitamos las semillas. Ponemos ambas frutas en la licuadora y vertemos el zumo obtenido en una jarra de cristal. Agregamos el zumo de naranja y la media cucharadita de miel. Removemos un poco y añadimos el agua tónica (o soda si disponemos de ésta). Mezclamos bien.

Servimos en copas de agua, que adornamos con una pizca de canela molida en cada copa y dos uvas. El hielo picado, aunque opcional, dará a este combinado de frutas un acabado exquisito.

Raciones: 2

Ingredientes:

200 g de piña natural • Una manzana • 200 g de zumo de naranja • Media cucharadita de miel • Medio vasito de agua tónica o soda • 2 pizcas de canela molida • 4 uvas negras • 4 cucharaditas de hielo picado

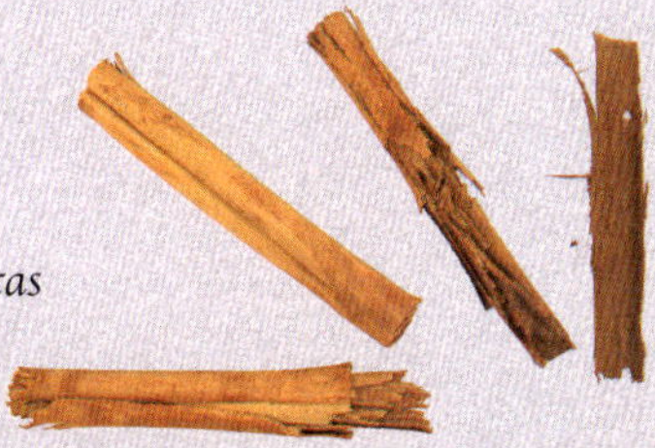

Consejo

La miel, en perfecta armonía con las frutas seleccionadas para este zumo, redobla sus propiedades estimulantes para la circulación sanguínea. Refrigera los poros de la piel y suaviza arrugas y otros «desperfectos» del cutis, sobre el que actúa como eficaz reparador. Como incomparable laxante, la manzana tiene además la virtud de atacar al acné, revitalizando las zonas afectadas por esta enfermedad cutánea, que es debida a la obstrucción o inflamación de los folículos sebáceos de la piel. Es, sin duda, el mejor remedio natural para su tratamiento.

valor energético

Por ración

CALORÍAS: 135. PROTEÍNAS: 1,8 g.

HIDRATOS DE CARBONO: 34,6 g.

GRASAS TOTALES: 0 g.

SALES MINERALES: 769,6 mg.

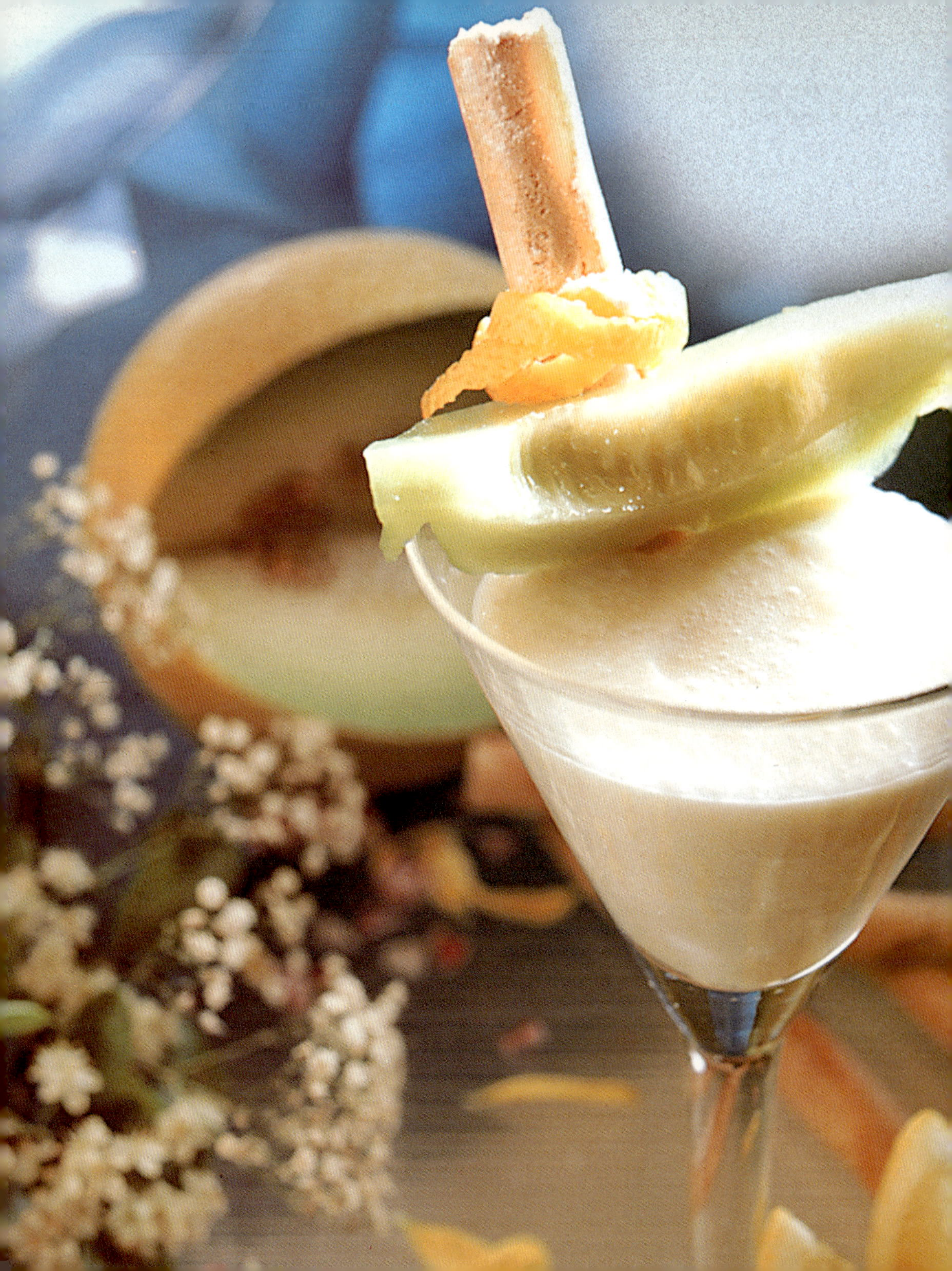

Sorbete de *Limón con miel*

Elaboración

Separamos dos rajas de melón, eliminamos las semillas que queden prendidas y quitamos la piel. Troceamos y ponemos en la batidora, agregando el agua indicada. Vertemos el zumo obtenido en un bol de cristal y añadimos la miel y el zumo de limón. Removemos y dejamos en el congelador durante una hora aproximadamente, tiempo durante el cual es conveniente remover el zumo tres o cuatro veces. Batimos la clara a punto de nieve y añadimos a la mezcla ya enfriada, que removemos bien hasta lograr que quede esponjosa. Introducimos el bol nuevamente en el congelador y lo dejamos en reposo al menos un cuarto de hora.

Servimos en copas de cóctel, que adornamos con sendos barquillos.

Raciones: 2

Ingredientes:

2 rajas de melón • Un vaso de agua • Una cucharada de miel de mil flores • Zumo de medio limón • Una clara de huevo • 2 barquillos

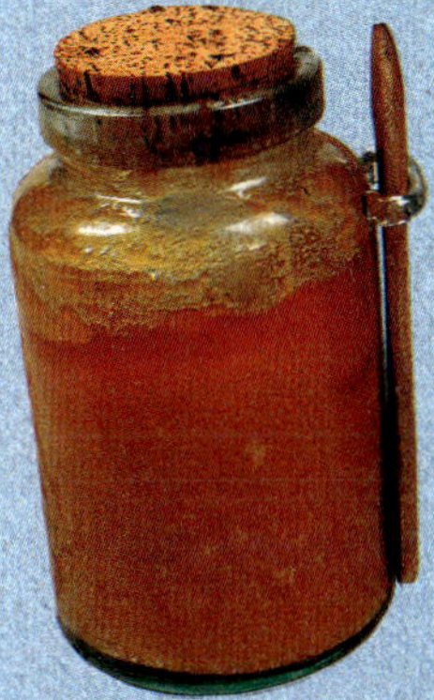

Consejo

Destacamos, entre los ingredientes de este combinado de frutas, el melón por sus propiedades diuréticas, aprovechadas en los regímenes de adelgazamiento y muy útil para evitar la retención de líquidos.

valorenergético

Por ración

Calorías: 121,5. Proteínas: 3,8 g. Hidratos de carbono: 8,5 g. Grasas totales: 0 g. Sales minerales: 415,8 mg.

Zumo *Tres gustos*

Raciones: 2

Ingredientes:

2 kiwis • 250 g de grosellas • Una manzana • Medio vaso de agua de té

Elaboración

Pelamos los kiwis, los troceamos, reservando dos rodajas, y los licuamos. Lavamos las grosellas y la manzana –pelándola sólo si está encerada–, las partimos en trozos y eliminamos las semillas. Luego licuamos ambas frutas. Ponemos en una jarra de cristal el zumo de las tres frutas, añadimos el agua de té y removemos bien.

Servimos en copas chatas de cristal, que adornamos con una rodaja de kiwi en cada una.

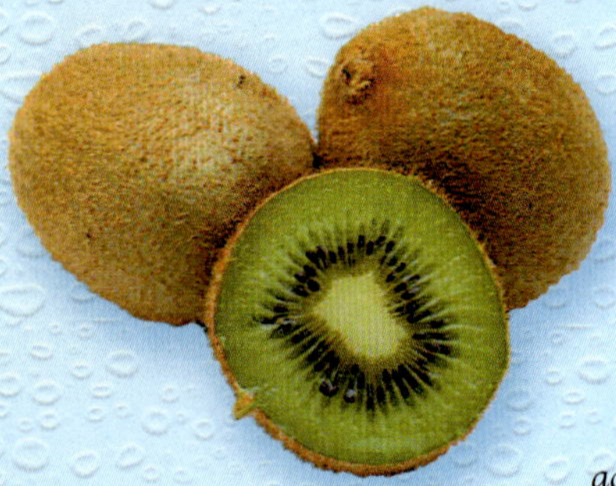

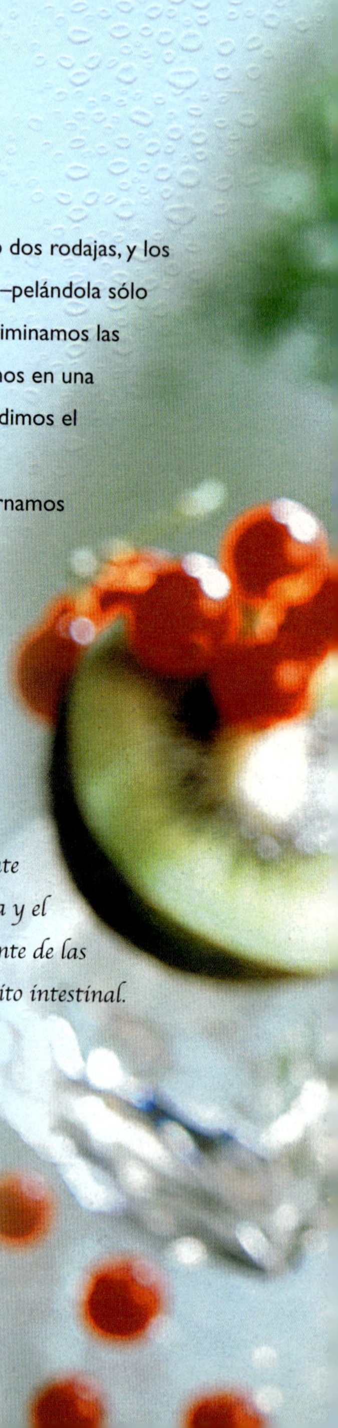

Consejo

Mezclando la pulpa de un kiwi –bien triturada con un tenedor, por ejemplo– y una cucharada de aceite de oliva, obtendremos una excelente mascarilla para nutrir la piel de la cara y el cuello. Además, el kiwi está recomendado como revitalizante de las defensas del organismo y como regulador del tránsito intestinal.

valor energético

Por ración

CALORÍAS: 103,5. PROTEÍNAS: 1,22 g. HIDRATOS DE CARBONO: 23,8 g.

GRASAS TOTALES: 0,6 g. SALES MINERALES: 642,9 mg.

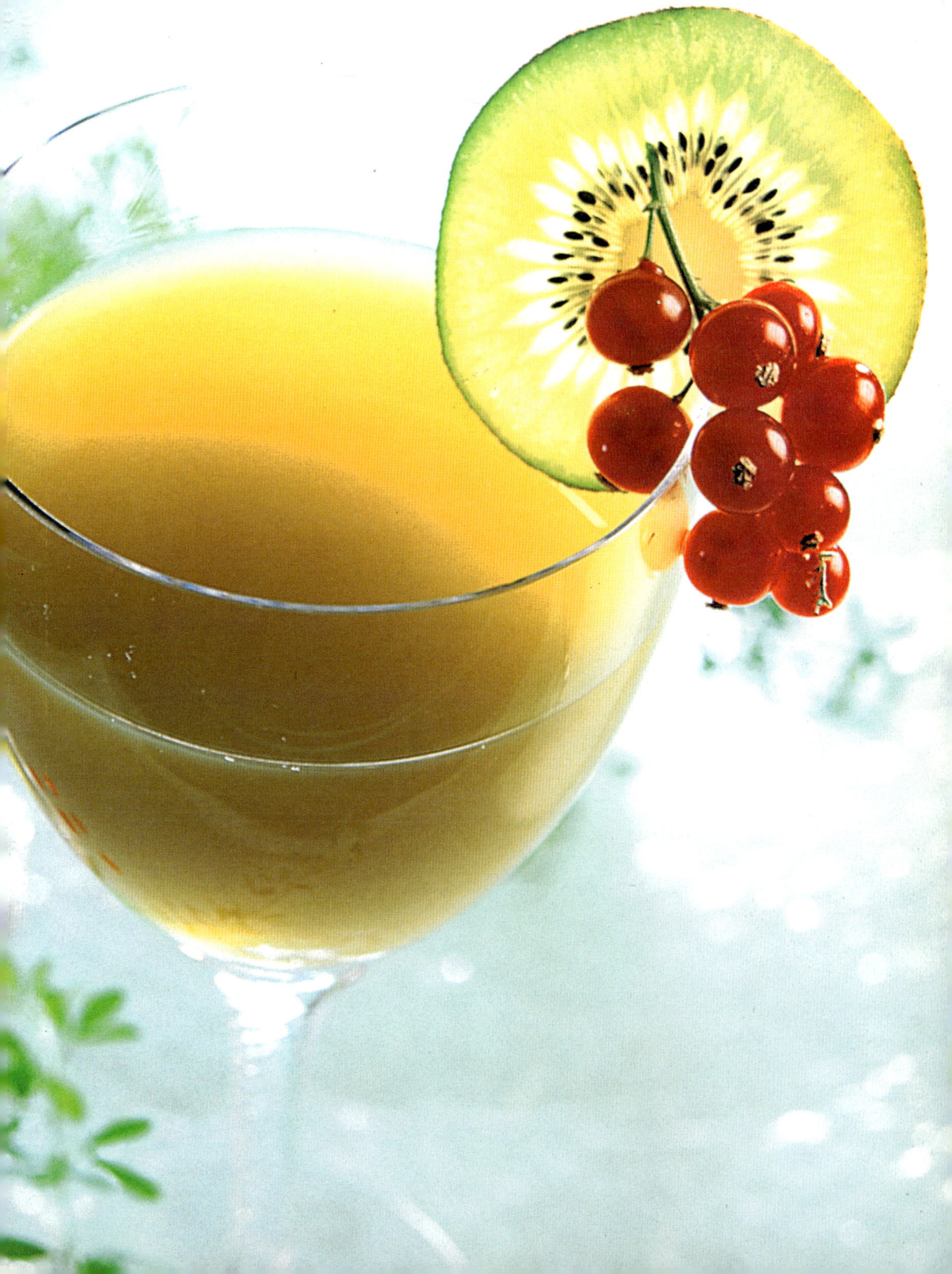

Zumo de verduras con *Ajo y perejil*

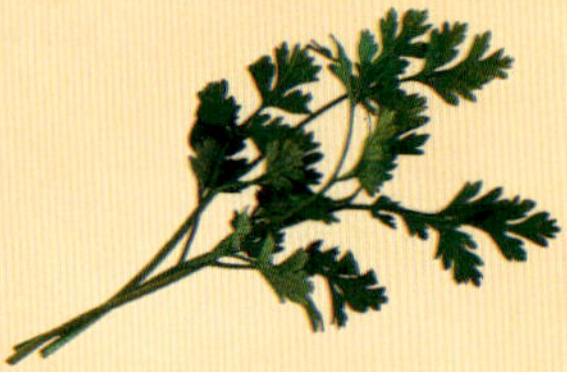

Raciones: 2

Ingredientes:

2 hojas de col, grandes y verdes • 5 zanahorias medianas • Un manojo de perejil fresco • Un ajo

Elaboración

Lavamos con abundante agua las hojas de col y las zanahorias, y hacemos lo mismo con el manojo de perejil. Pelamos el ajo y troceamos todas las verduras, reservando una ramita de perejil. Licuamos, ponemos la mezcla obtenida en una jarra de cristal y batimos bien con una cuchara de madera.

Servimos en copas de agua, que decoramos con unas hojitas de perejil mezcladas con el zumo.

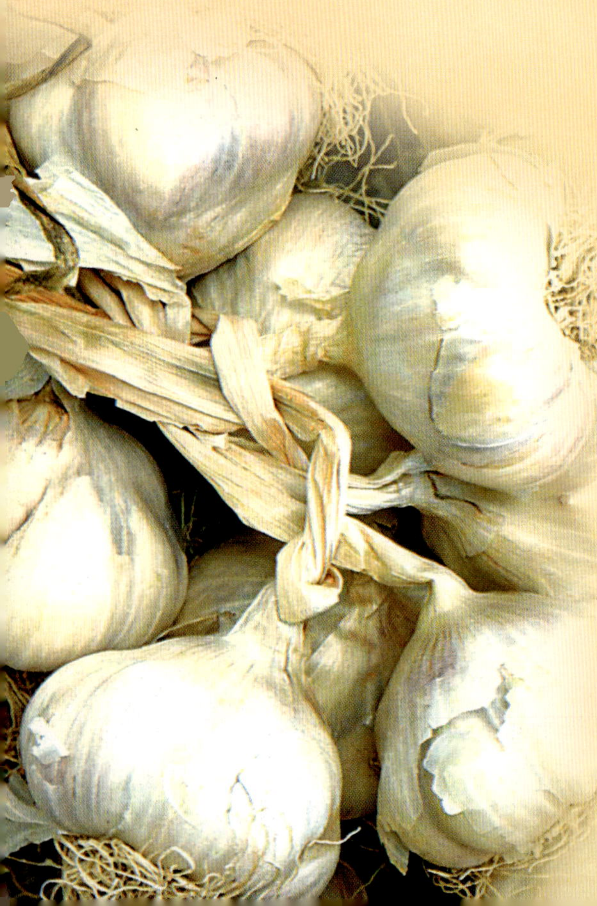

Consejo

Además de las propiedades de la zanahoria, rica en vitamina A, los restantes ingredientes dan a este combinado características estimulantes y rejuvenecedoras por sus excelentes propiedades antioxidantes. Por el peculiar olor del ajo no hay que preocuparse, pues el perejil –excelente potenciador de la circulación sanguínea– se encarga de neutralizarlo.

valor energético

Por ración

CALORÍAS: 98. PROTEÍNAS: 55 g.

HIDRATOS DE CARBONO: 18,6 g.

GRASAS TOTALES: 0,7 g. SALES MINERALES: 580 mg.

Zumo de Calabaza y naranja

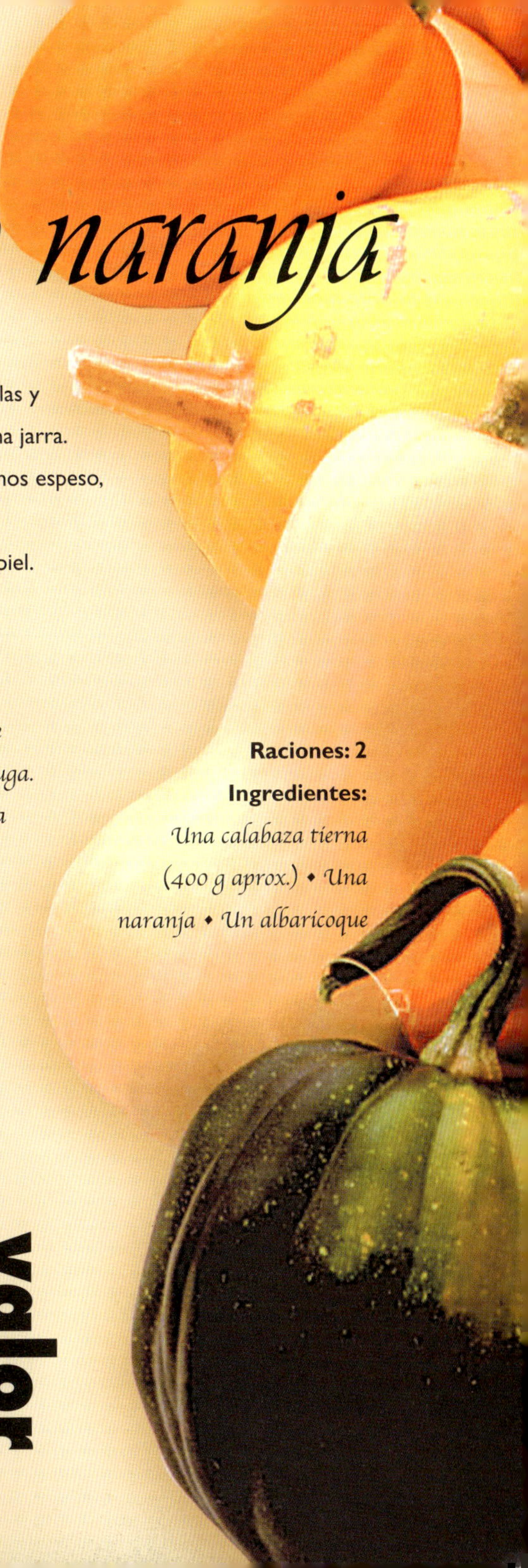

Elaboración

Lavamos y pelamos la calabaza, la troceamos y eliminamos semillas y hebras del centro. Licuamos y ponemos el zumo obtenido en una jarra. Agregamos la naranja exprimida y removemos bien. Si gusta menos espeso, añadimos un poco de agua.

Servimos en cuencos de cristal con trocitos de albaricoque sin piel.

Consejo

La calabaza –potente diurético– combina bien con ensaladas de frutas, pepinos y manzanas, o bien de patatas cocidas con lechuga. Un recurso estético muy eficaz, como mascarilla nutritiva para el rostro, consiste en mezclar la pulpa de dos albaricoques con una cucharada de arcilla y otra de aceite de oliva. Una vez hecha la mezcla, se pone en la cara durante quince minutos.

Raciones: 2

Ingredientes:

Una calabaza tierna (400 g aprox.) • Una naranja • Un albaricoque

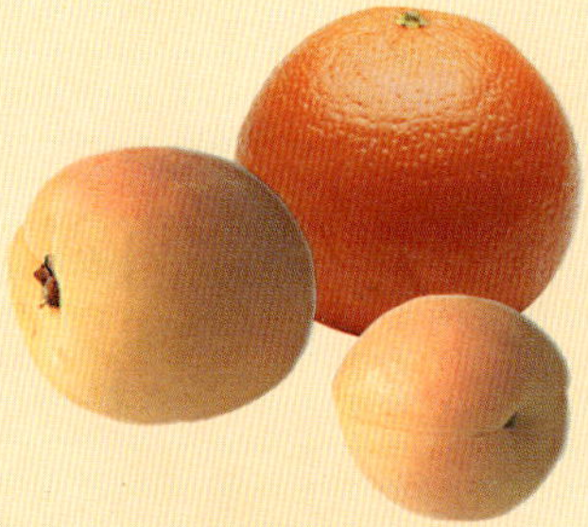

valor energético

Por ración

Calorías: 63. Proteínas: 2 g.

Hidratos de carbono: 9,7 g. Grasas totales: 0,4 g.

Sales minerales: 474,3 mg.

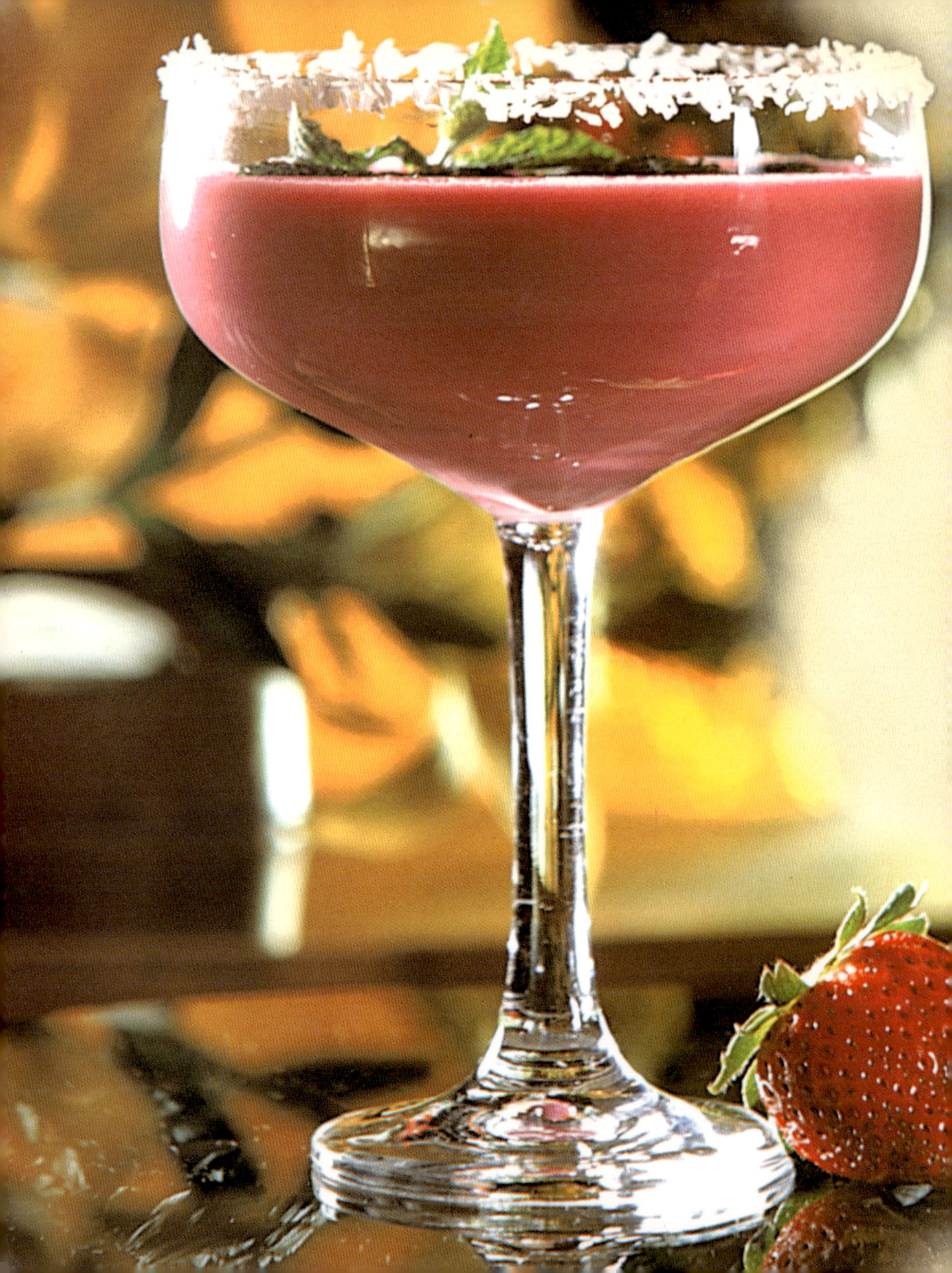

Zumo de *fresas y yogur*

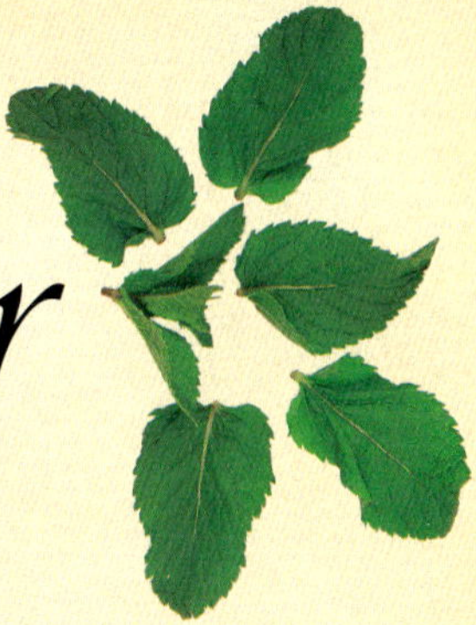

Elaboración

Lavamos las fresas en agua corriente y les quitamos la parte verde.
Después de trocearlas, las ponemos en la batidora y añadimos el yogur y la miel.
Servimos en copas grandes de cristal, que adornamos con las hojitas de hierbabuena bien limpias.

Raciones: 2

Ingredientes:

300 g de fresas • Un yogur natural • Una cucharadita de miel de mil flores • 4 hojitas de hierbabuena

Consejo

Si mezclamos a partes iguales una cucharada de yogur, otra de miel y otra de infusión de manzanilla, obtendremos una estupenda mascarilla para pieles secas y agrietadas. El tiempo de aplicación de esta mascarilla es de media hora.

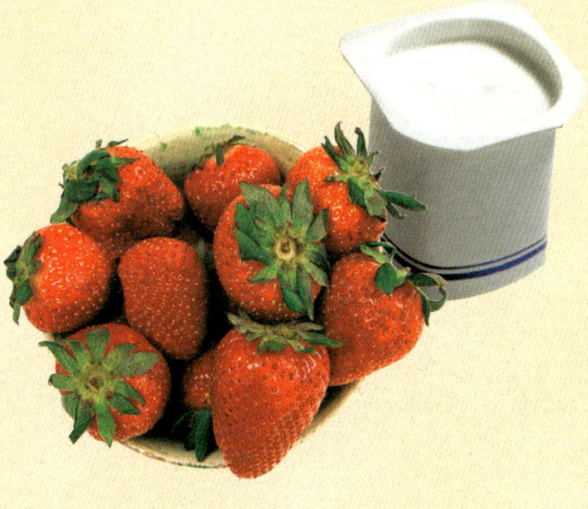

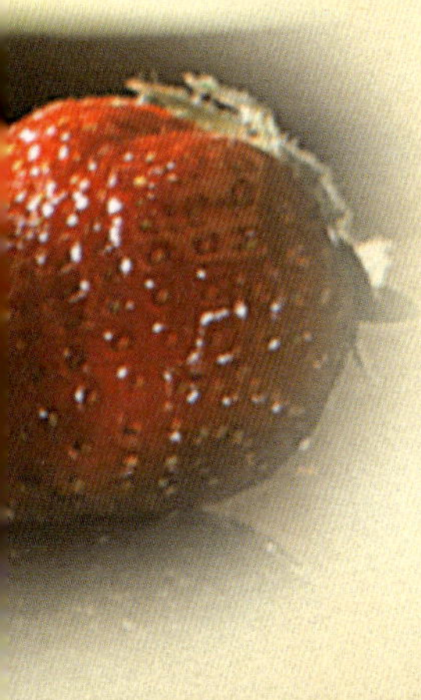

valor energético

Por ración

CALORÍAS: 114. PROTEÍNAS: 4 g.

HIDRATOS DE CARBONO: 19,5 g.

GRASAS TOTALES: 1,5 g.

SALES MINERALES: 261,8 mg.

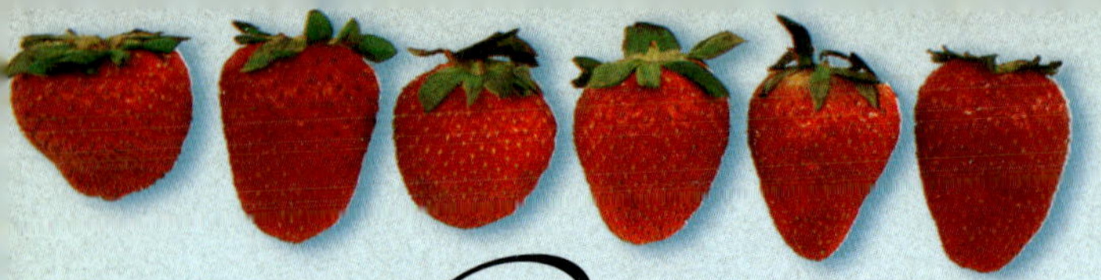

Batido de Cerezas

Raciones: 2

Ingredientes:

1/2 kg de cerezas • Un vaso grande de leche semidesnatada • 2 cucharadas de crema de queso • 2 cucharaditas de miel • 4 fresas pequeñas • 6 arándanos • 2 cucharadas de hielo picado

Elaboración

Lavamos las cerezas y las ponemos en la batidora con la leche, la crema de queso y la miel. Batimos durante dos minutos.

Servimos en copas aflautadas, que adornamos con dos fresas y tres arándanos cada una y hielo picado.

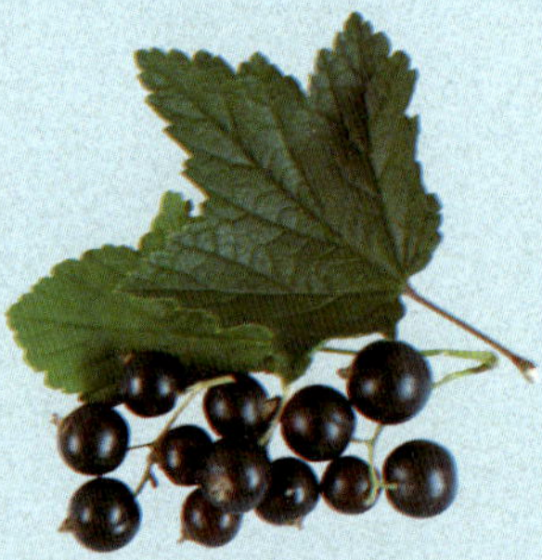

Consejo

Los arándanos se pueden mantener congelados durante todo el año. Nutritivo y a la vez estimulante, este batido contiene una buena dosis de vitaminas. Con clara de huevo (1 g), miel líquida (40 g), leche entera (40 g) y 6 gotas de esencia de menta -todo bien mezclado- se elabora una crema nutritiva para evitar o suavizar las arrugas del cuello.

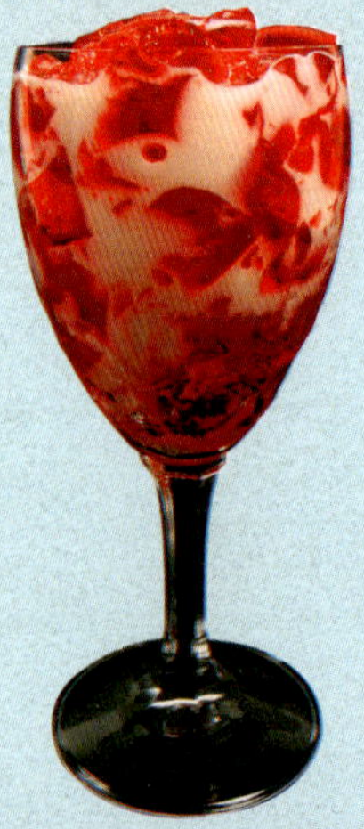

valorenergético

Por ración

CALORÍAS: 290. PROTEÍNAS: 5,9 g.

HIDRATOS DE CARBONO: 38,4 g. GRASAS TOTALES: 13,6 g.

SALES MINERALES: 786 mg.

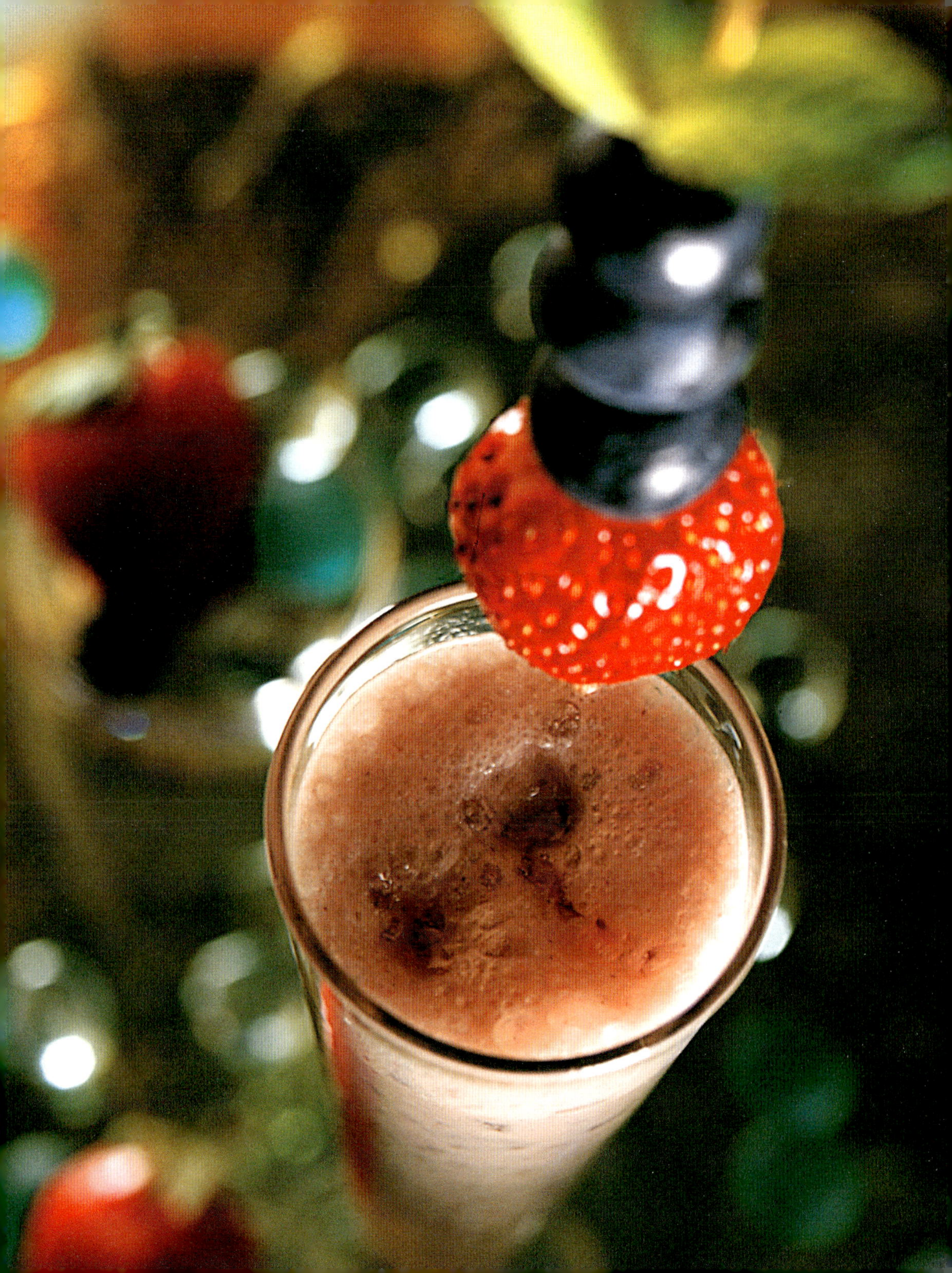

Zumo de Cítricos y lecitina

Elaboración

Exprimimos las naranjas, los limones y los pomelos. Ponemos el zumo obtenido en una jarra de cristal, removemos y añadimos la lecitina de soja. Volvemos a remover la mezcla, que dejamos unos instantes en reposo. Servimos en vasos largos de cristal.

Raciones: 2

Ingredientes:

2 naranjas • 2 limones • 2 pomelos rojos • 2 cucharadas de lecitina de soja

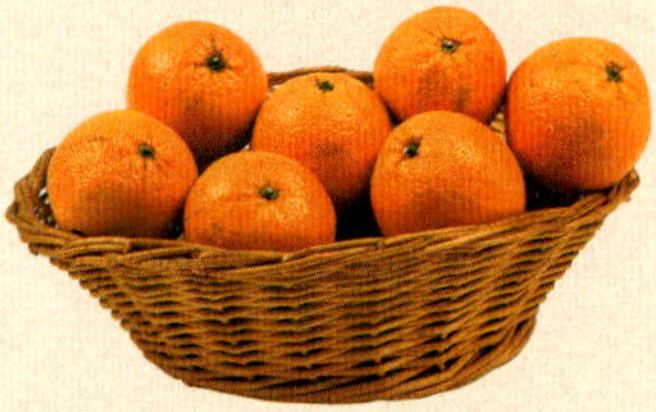

Consejo

Aparte de su aporte vitamínico y energético, este zumo tomado en ayunas es un poderoso regenerador del cuero cabelludo, cuya sequedad y deterioro combate eficazmente. De modo especial, el pomelo está indicado para la buena salud de las células, y se recomienda en caso de tasas altas de colesterol y triglicéridos. El aporte de vitamina C de todos los cítricos es muy beneficioso para evitar las encías sangrantes y la lenta curación de las heridas. La soja como proteína potencia la formación de anticuerpos.

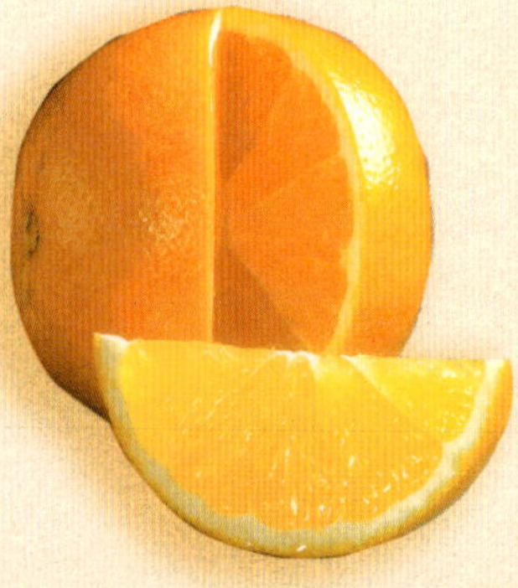

valor energético

Por ración

Calorías: 48. Proteínas: 2 g. Hidratos de carbono: 11,2 g. Grasas totales: 0 g. Sales minerales: 578,5 mg.

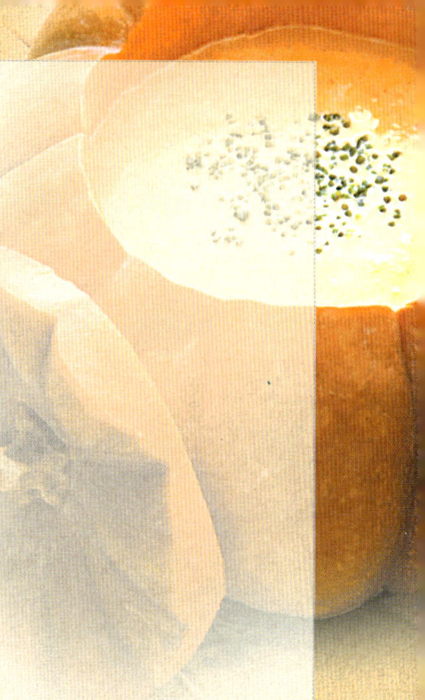

Zumo de calabaza *Aromatizado*

Elaboración

Pelamos y troceamos la calabaza, eliminando las semillas y las hebras del centro. Luego la licuamos. Ponemos el zumo obtenido en una jarra de cristal y agregamos la leche, el orégano y la nuez moscada, ésta partida en pequeñísimas porciones. Removemos suavemente.
Servimos en cuencos de cristal, agregando un poco de sal al gusto.

Consejo

A las recomendaciones anteriores sobre la calabaza hay que añadir los efectos estimulantes de las especias incluidas en esta receta, cuyas propiedades actuarán beneficiosamente sobre el riego sanguíneo. Éste es un zumo ideal para después de una intensa partida de tenis, por ejemplo.

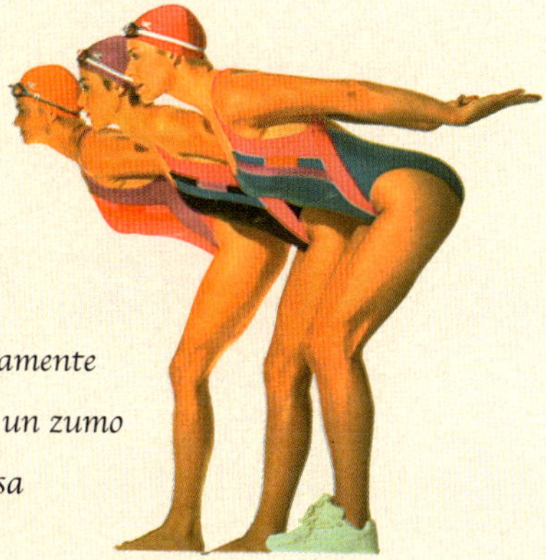

Raciones: 2

Ingredientes:

Una calabaza (400 g aprox.) • Medio vaso de leche semidesnatada • Una cucharadita de orégano • Una pizca de nuez moscada

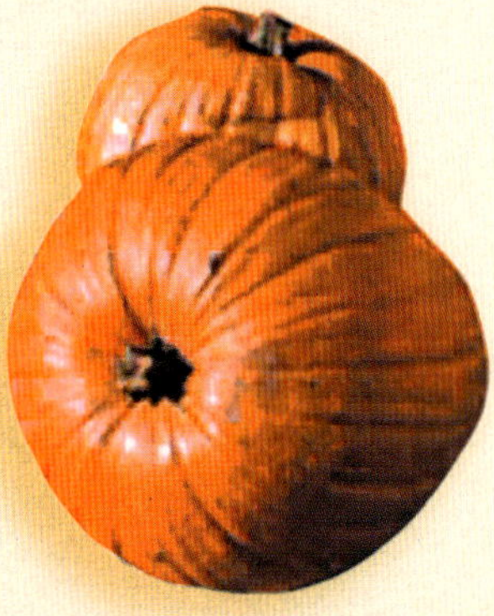

valorenergético

Por ración

CALORÍAS: 76. PROTEÍNAS: 3,2 g. HIDRATOS DE CARBONO: 7,6 g.
GRASAS TOTALES: 8,1 g. SALES MINERALES: 226 mg.

Zumo de *Col y manzana*

Raciones: 2

Ingredientes:

3 manzanas • 2 hojas grandes de col, verdes • Agua o hielo picado

Elaboración

Lavamos las manzanas, las troceamos y eliminamos las semillas. Si están enceradas, debemos pelarlas. Lavamos también las hojas de col y las troceamos. Ponemos ambos productos en la licuadora y vertemos el zumo obtenido en una jarra de cristal. Removemos bien. Si nos gusta menos espeso, podemos añadir dos o tres cucharadas de agua o de hielo picado.

Servimos en copas de agua.

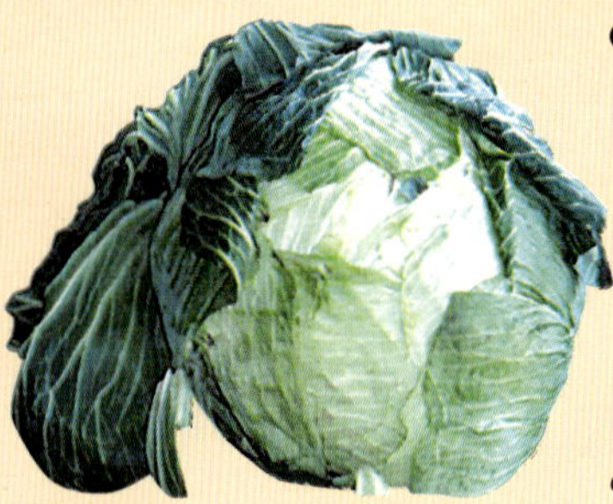

Consejo

La col cruda y natural en zumos está recomendada en regímenes de adelgazamiento. Combinada con la manzana, aumenta las propiedades laxantes de ésta y sirve, además, como regenerador de la epidermis. Es, por tanto, un eficaz «reconstituyente» de la piel en proceso de envejecimiento.

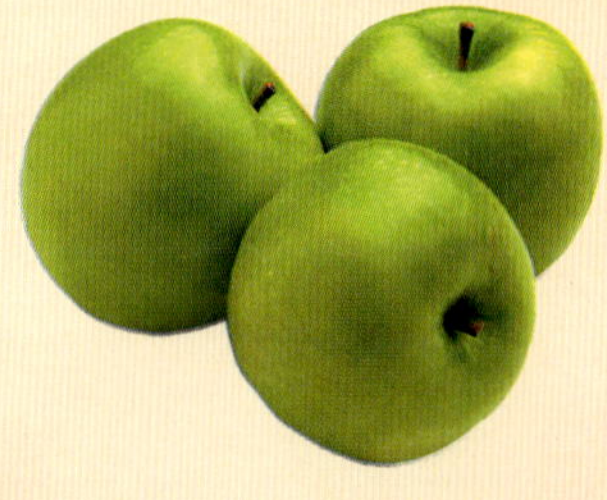

valorenergético

Por ración

CALORÍAS: 108. PROTEÍNAS: 4,5 g. HIDRATOS DE CARBONO: 16,4 g. GRASAS TOTALES: 0,3 g. SALES MINERALES: 448,2 mg.

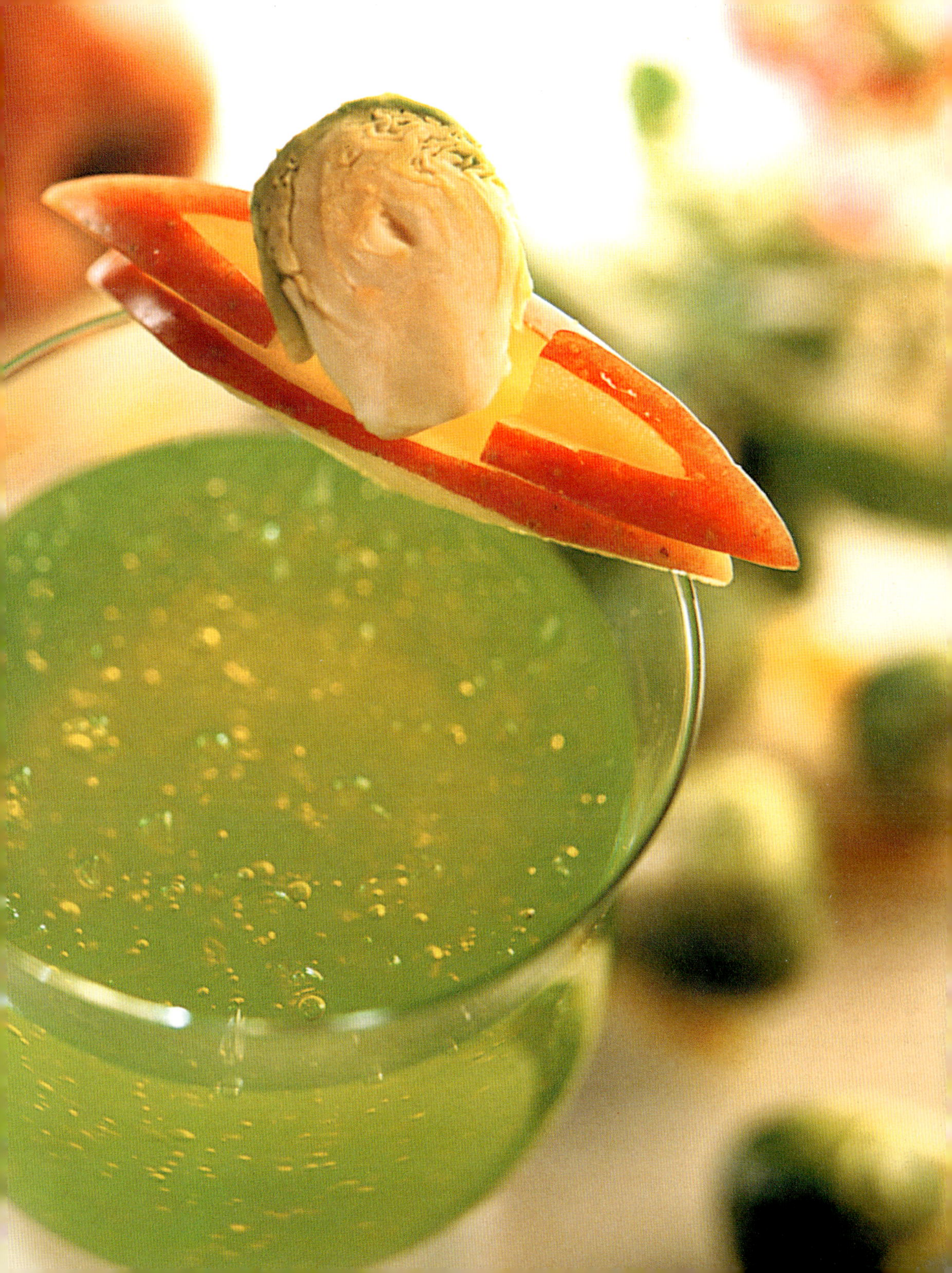

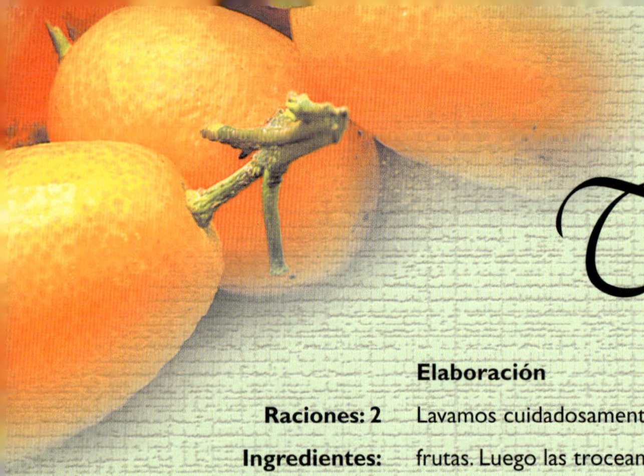

Zumo *Tropicalia*

Raciones: 2

Ingredientes:

Un mango
• *Un maracuyá*
• *2 melocotones*
• *Un pomelo*
• *Hielo picado*

Elaboración

Lavamos cuidadosamente bajo el chorro de agua fría y pelamos las frutas. Luego las troceamos, eliminando huesos y semillas. Introducimos las porciones en la licuadora y ponemos la mezcla obtenida en una jarra de cristal. Exprimimos el pomelo y lo añadimos al zumo anterior. Removemos bien.

Servimos en vasos altos con una cucharada de hielo picado en cada vaso.

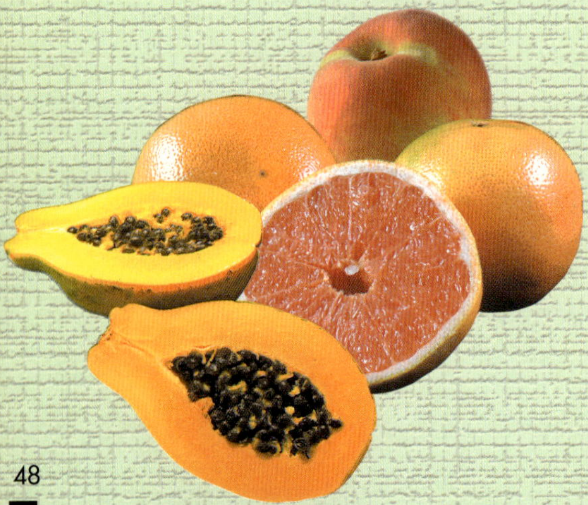

Consejo

Las frutas seleccionadas para este zumo se recomiendan para bajar la tensión arterial, como tranquilizantes y fuentes de vitamina C, todo ello de especial interés para el organismo y su equilibrio. De otro lado, mezclando pulpa de melocotón, de mango y un poco de arcilla blanca, obtendremos una mascarilla perfecta para pieles secas.

valor energético

Por ración

CALORÍAS: 104. PROTEÍNAS: 2,2 g. HIDRATOS DE CARBONO: 21,4 g. GRASAS TOTALES: 0 g. SALES MINERALES: 1.230 mg.

Zumo de ciruelas *con Canela*

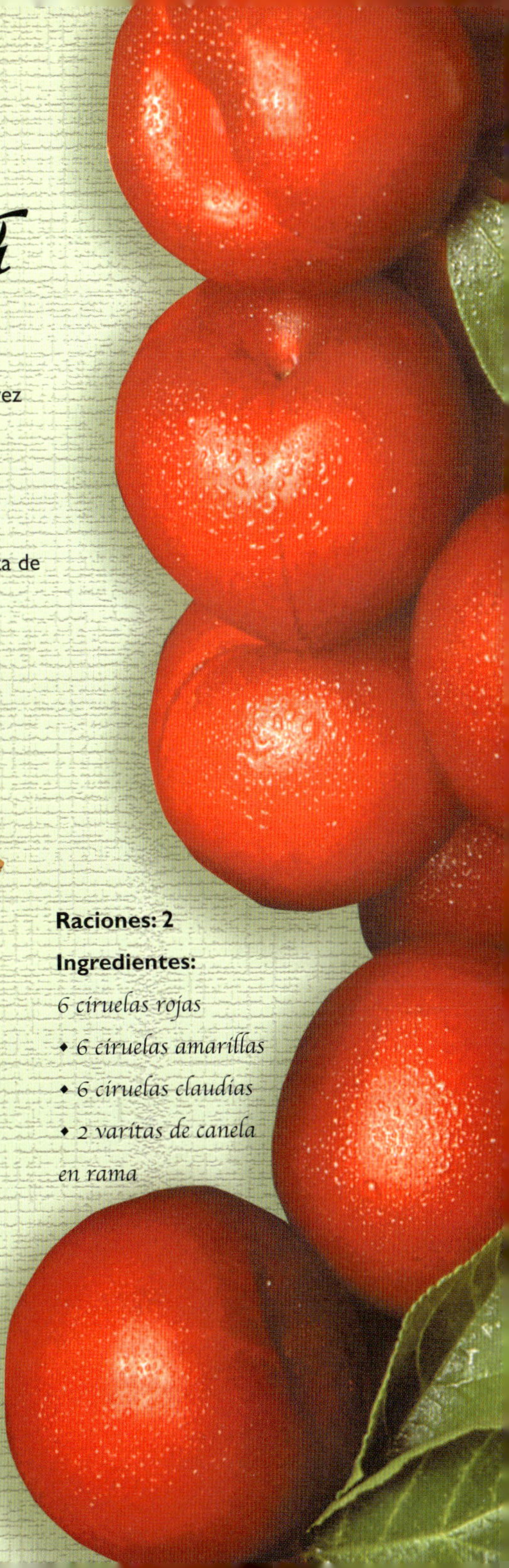

Elaboración

Lavamos las tres clases de ciruelas y eliminamos los huesos. Una vez troceadas, las licuamos. Ponemos el zumo obtenido en una jarra y añadimos un poco de agua si vemos que está demasiado espeso. Removemos suavemente.

Servimos en copas grandes de agua, que adornamos con una varita de canela en cada uno.

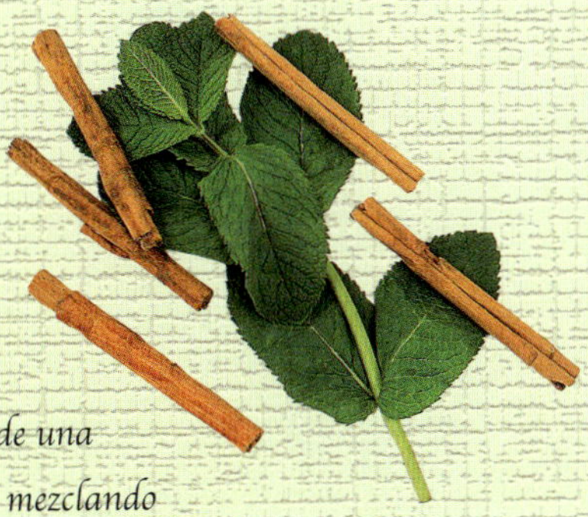

Consejo

Para contrarrestar los efectos nocivos del aire contaminado, es muy beneficiosa la aplicación de una mascarilla que se obtiene mezclando pulpa de ciruela y una yema de huevo, bien batido hasta obtener una crema compacta, cuyo resultado es una suavidad extrema de la piel y una sensación refrescante, recomendada especialmente para cutis mixtos.

Raciones: 2

Ingredientes:

6 ciruelas rojas
- *6 ciruelas amarillas*
- *6 ciruelas claudias*
- *2 varitas de canela en rama*

valor energético

Por ración

CALORÍAS: 254.

PROTEÍNAS: 3,6 g.

HIDRATOS DE CARBONO: 66 g.

GRASAS TOTALES: 0 g.

SALES MINERALES: 687 mg.

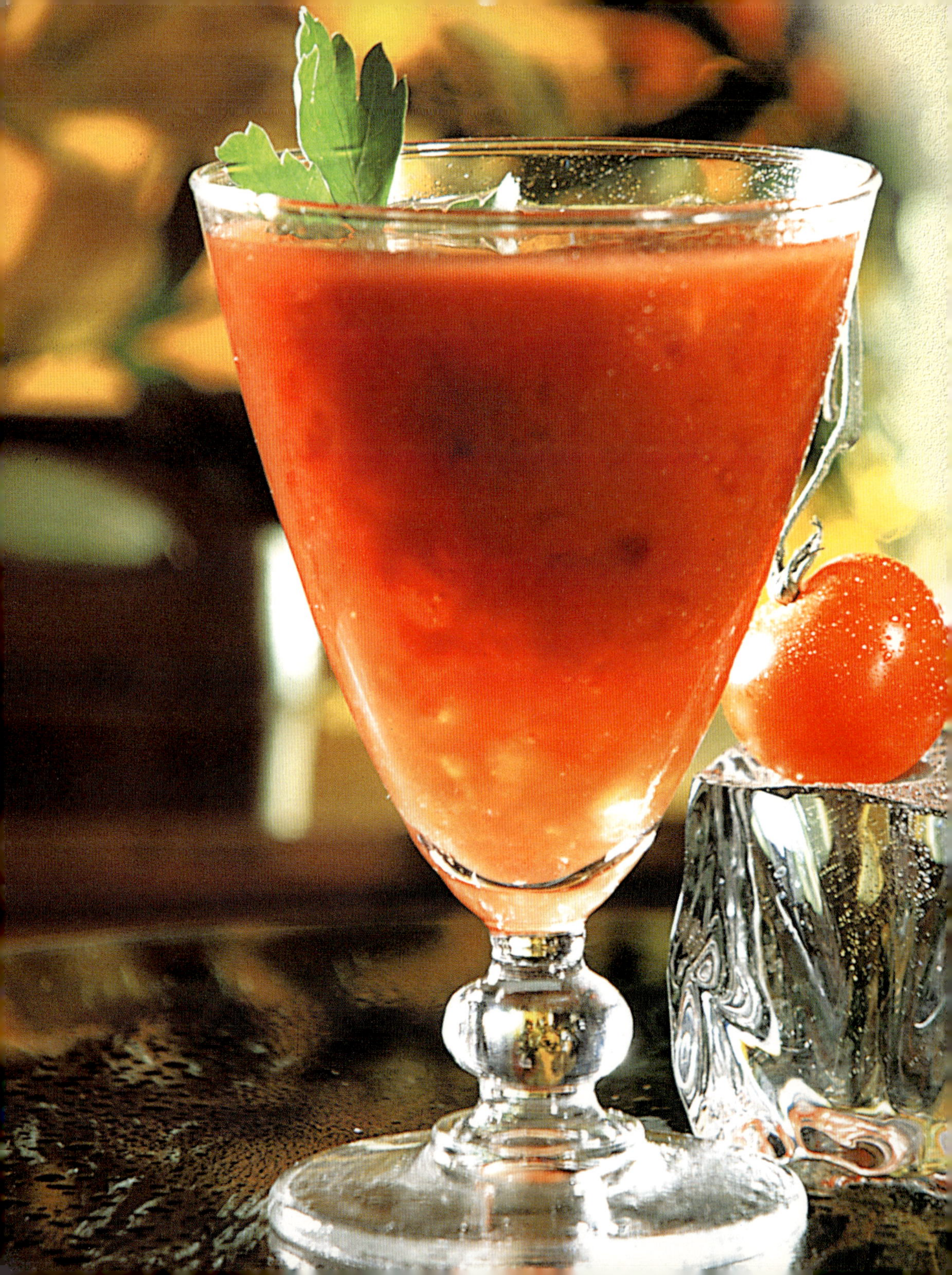

Zumo de *Tomate y apio*

Raciones: 2

Ingredientes:

4 tomates maduros • Un ramillete de apio blanco • Un pimiento rojo • 4 cubitos de hielo • 2 hojitas de perejil

Elaboración

Lavamos las verduras y eliminamos las partes verdes y las semillas. Las troceamos y las introducimos en la licuadora. Ponemos el zumo obtenido en una jarra de cristal y mezclamos bien. Puede añadirse una pizca de sal, a gusto de cada uno.

Servimos en copas de cóctel grandes, con dos cubitos de hielo en cada una de ellas y las hojitas de perejil.

Consejo

Además de las propiedades nutritivas del tomate y el apio, su combinación con los restantes ingredientes hace de este zumo un compuesto ideal como antioxidante y fortalecedor de la resistencia a las enfermedades. Elimina las toxinas y actúa como reparador del tejido epitelial, proporcionándole elasticidad y un aspecto saludable. También es aconsejable para aliviar las secuelas de la gripe.

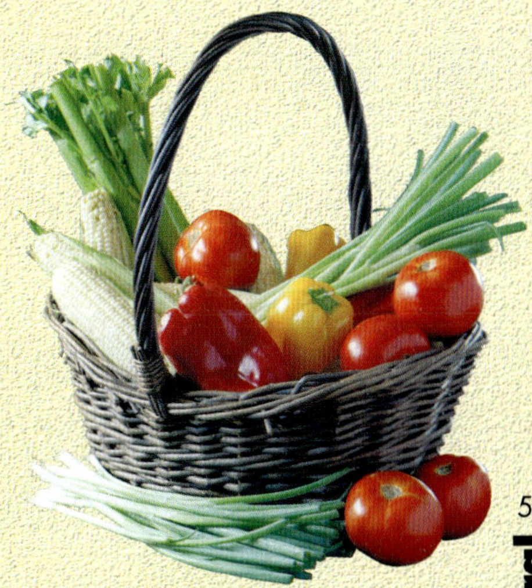

valorenergético

Por ración

Calorías: 67. Proteínas: 4,2 g. Hidratos de carbono: 11 g.

Grasas totales: 1 g. Sales minerales: 431 mg.

Zumo *Mediterráneo*

Raciones: 2

Ingredientes:

Un pepino • Una ramita de perejil • 4 tomates • Un pimiento verde • Media cebolla • Una cucharada de aceite de oliva • Una cucharada de vinagre de manzana • Una pizca de sal • 2 tomatitos Cherry • 2 cubitos de hielo

Elaboración

Lavamos el pepino, el perejil, los tomates y el pimiento, que troceamos eliminando las semillas de las dos últimas verduras. Pelamos la cebolla y la partimos también. Licuamos todo junto y ponemos el zumo obtenido en una jarra de cristal. Si nos queda muy espeso, añadimos un poco de agua muy fría.

En un bol aparte, batimos enérgicamente el aceite, el vinagre y la sal, que agregamos al zumo obtenido. Removemos bien.

Servimos en copas de cóctel, añadiendo en cada una de ellas un tomatito *Cherry* (tomates enanos) partido por la mitad y un cubito de hielo.

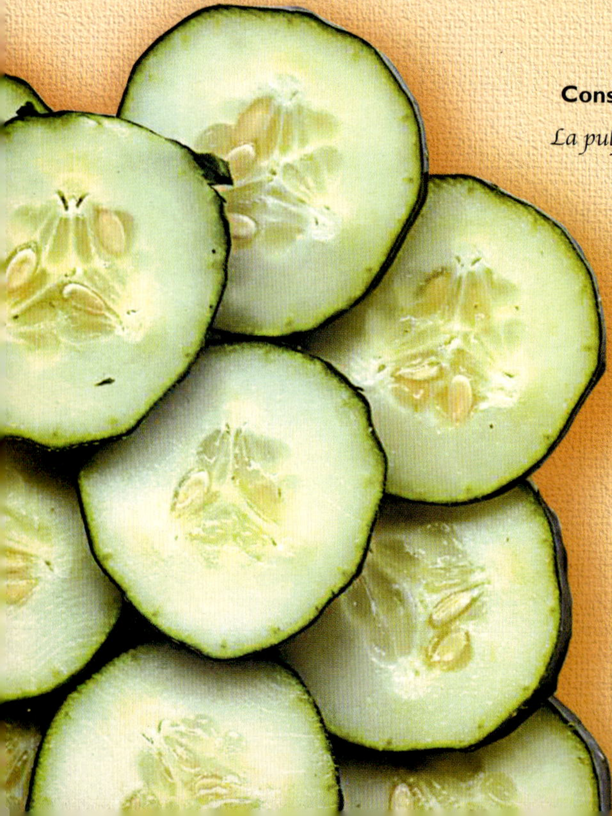

Consejo

La pulpa de tomate, pepino, arcilla verde y levadura de cerveza –todo bien mezclado–, constituye una mascarilla indispensable para recuperar el equilibrio de las pieles grasas. Se aplica durante veinte minutos.

valor energético

Por ración

Calorías: 304,5.

Proteínas: 4,4 g.

Hidratos de carbono: 14,2 g.

Grasas totales: 26 g.

Sales minerales: 413,5 mg.

Zumo de verduras *con Limón*

Elaboración

Lavamos bien las verduras con agua corriente. Reservamos unas hojitas de berros. Troceamos y licuamos las verduras. Ponemos el zumo obtenido en una jarra de cristal y agregamos el limón, el agua y la sal indicados y removemos suavemente la mezcla.

Servimos en vasos de cristal anchos y no muy altos, que adornamos con unas hojitas sueltas de berros.

Raciones: 2

Ingredientes:

1/4 kg de brócoli • 1/4 kg de espinacas • Un manojo de berros • Zumo de medio limón • Medio vaso de agua • Una pizca de sal

Consejo

Recomendable en estados anémicos, los componentes de este zumo desintoxican el organismo y proporcionan sensación de bienestar. Además, el flúor de las acelgas actúa contra las impurezas de las encías, que fortalece y vigoriza. En general, las verduras aportan al organismo agua y los minerales necesarios para su perfecto funcionamiento. Su deficiencia produce calambres musculares y deshidratación.

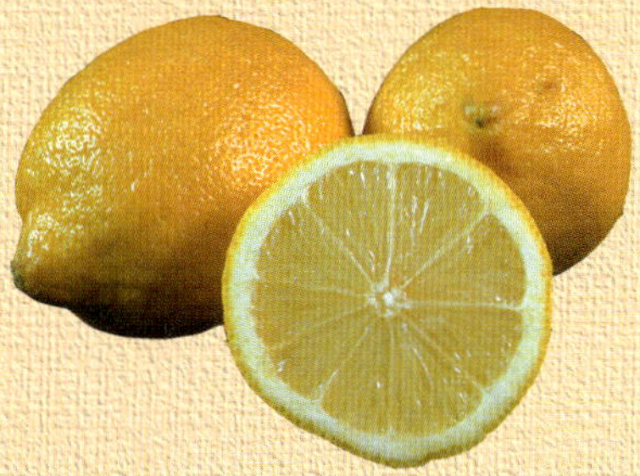

valor energético

Por ración

CALORÍAS: 62,5. PROTEÍNAS: 8,6 g.

HIDRATOS DE CARBONO: 4,45 g.

GRASAS TOTALES: 1,05 g.

SALES MINERALES: 327,4 mg.

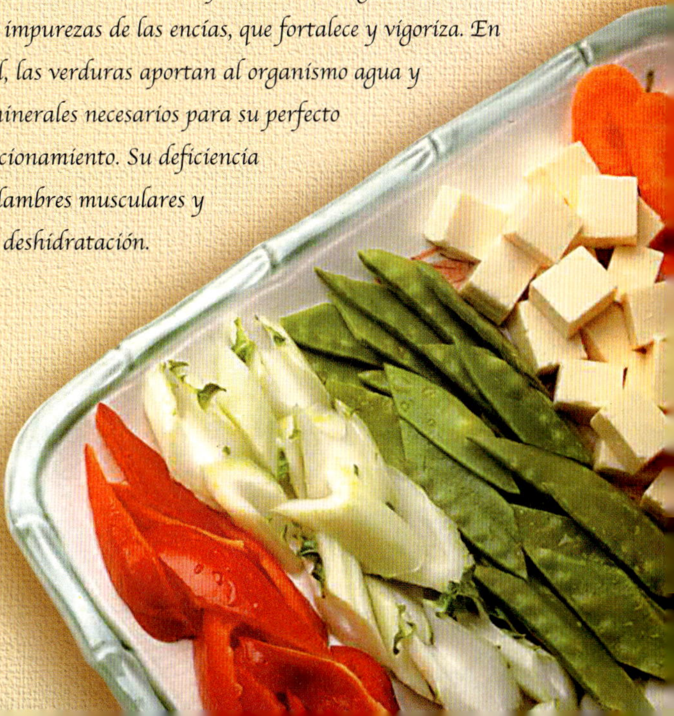

Zumo *Primavera*

Raciones: 2

Ingredientes:

1/2 kg de sandía • 1/2 kg de cerezas • 2 cerezas en almíbar • 2 cucharaditas de hielo picado

Elaboración

Pelamos la sandía y eliminamos las semillas. Para este zumo, es conveniente disponer de una sandía sin semillas, que si bien no es tan dulce, facilita la tarea de trocear y licuar. Lavamos las cerezas y les quitamos los huesos. Ponemos ambos productos en la licuadora, vertemos el zumo obtenido en una jarra de cristal y removemos suavemente.

Servimos en vaso largo, agregando una cereza y una cucharadita de hielo picado en cada uno de ellos.

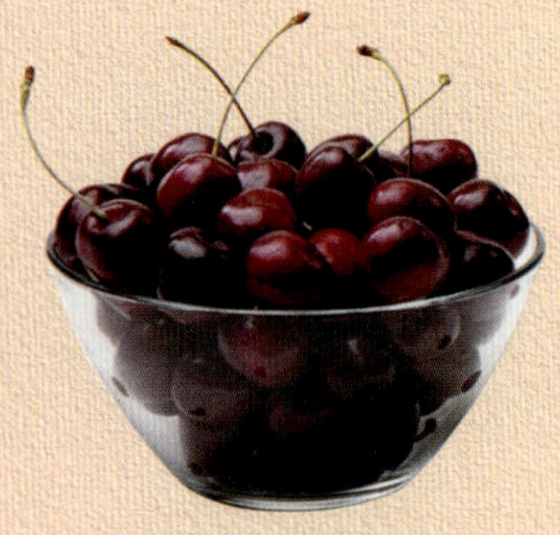

Consejo

Este exótico zumo está recomendado como reconstituyente después de un ejercicio físico o intelectual. Tanto las cerezas como la sandía son frutas que ejercen como un poderoso desinfectante y tonificador de la secreción gástrica, favoreciendo la eliminación del exceso de líquidos y toxinas perjudiciales para la salud.

valor energético

Por ración

Calorías: 210. Proteínas: 3,1 g. Hidratos de carbono: 45,7 g.

Grasas totales: 1,3 g. Sales minerales: 1.081 mg.

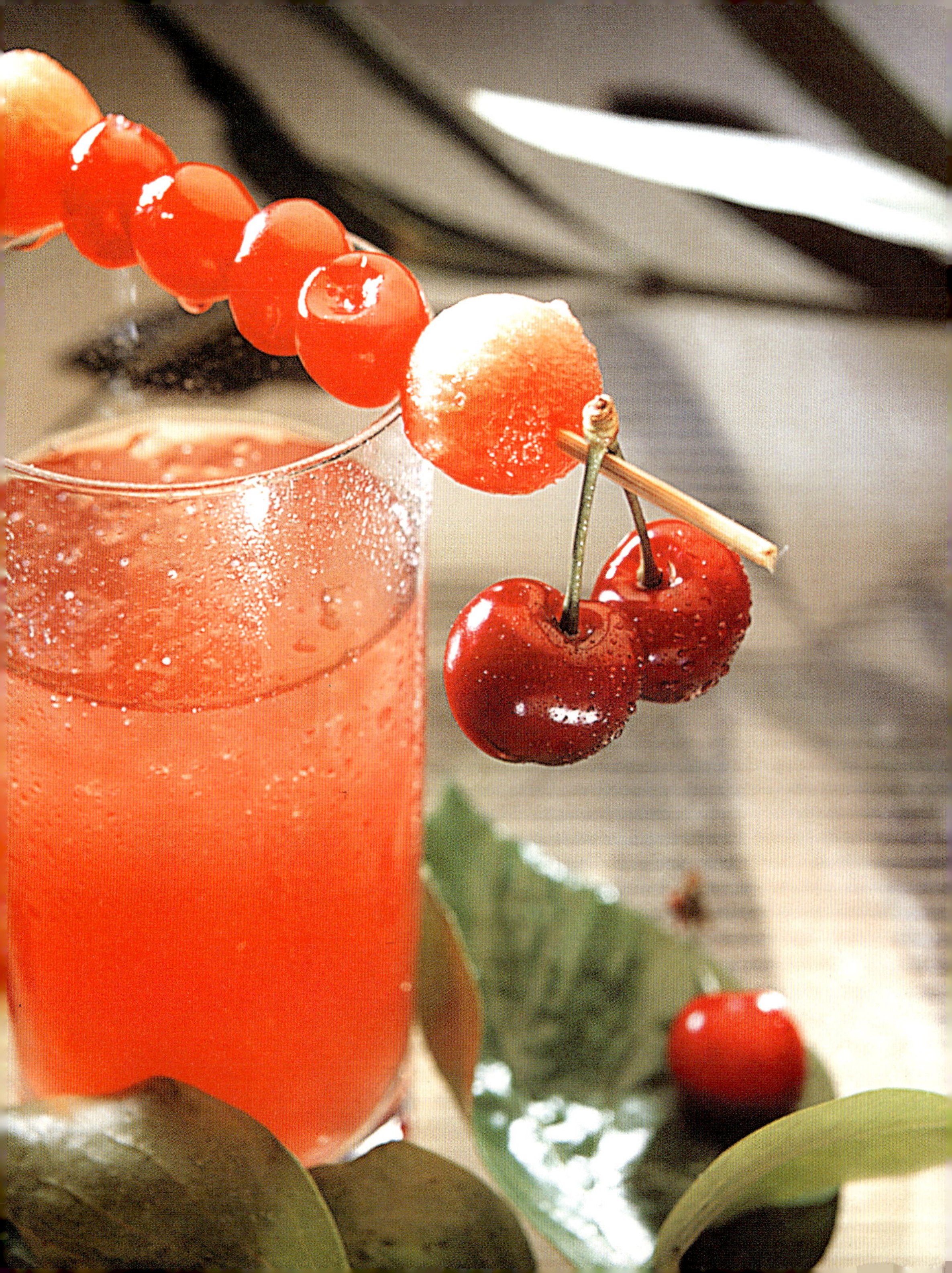

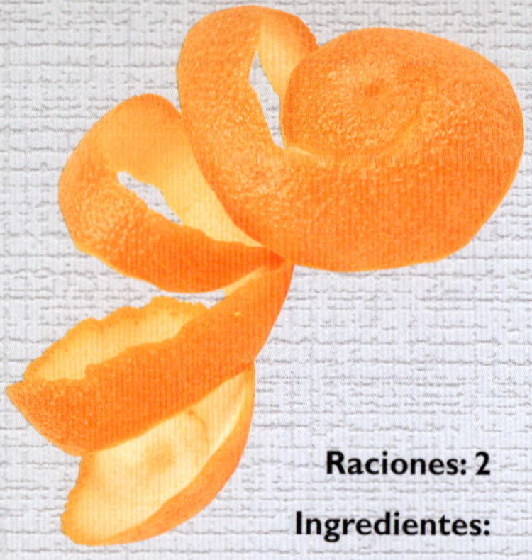

Zumo de uvas *con Miel*

Raciones: 2

Ingredientes:

750 g de uva moscatel
- *Zumo de 2 naranjas*
- *Zumo de un limón*
- *2 cucharaditas de miel*

Elaboración

Lavamos las uvas, dejamos cuatro en reserva y partimos las restantes por la mitad, eliminando las semillas. Luego las licuamos. Ponemos el zumo en una jarra de cristal y agregamos la naranja, el limón y la miel, removiendo suavemente la mezcla.

Servimos en vaso largo. Pinchamos las uvas en una pajita –dos en cada una de éstas–, que introducimos en los vasos.

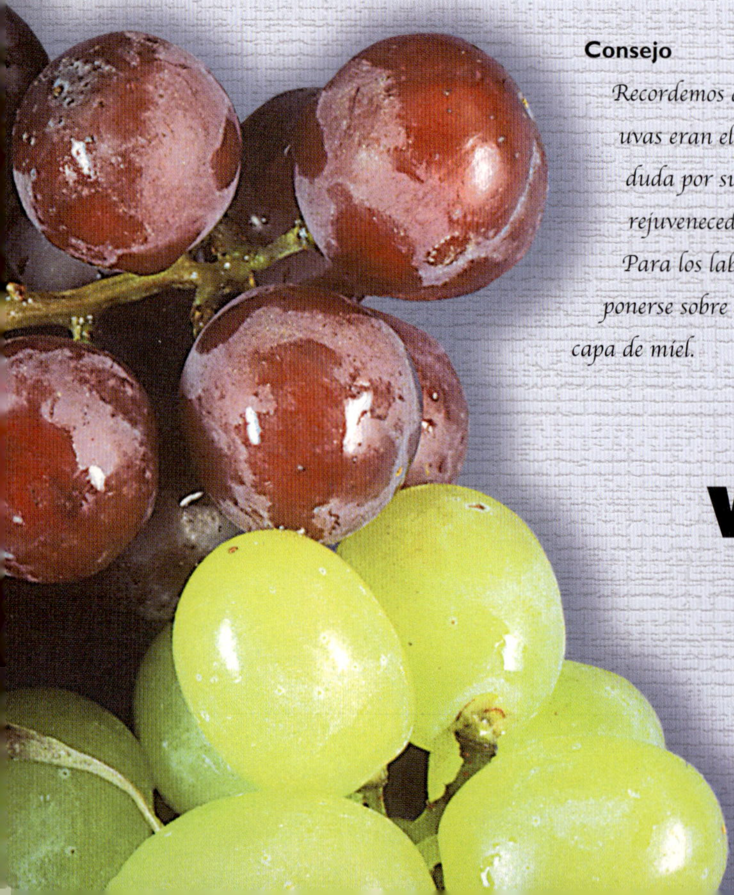

Consejo

Recordemos que, según la mitología clásica, las uvas eran el elixir de la eterna juventud..., sin duda por sus propiedades antioxidantes y rejuvenecedoras.

Para los labios resecos, no hay nada mejor que ponerse sobre ellos, todas las noches, una fina capa de miel.

valor energético

Por ración

Calorías: 270. Proteínas: 3,1 g.

Hidratos de carbono: 67,6 g.

Grasas totales: 0 g.

Sales minerales: 985,2 mg.

Zumo de *Limón helado*

Raciones: 2

Ingredientes:

Un limón grande de cáscara gruesa • 2 cucharadas de miel • 2 rodajas de piña en conserva • Zumo de 2 naranjas • Un vaso grande de té rojo • 2 cucharaditas de hielo picado

Elaboración

Rallamos el limón entero, ralladura que ponemos a cocer con medio vaso de agua y la miel indicada. Licuamos las rodajas de piña y ponemos el zumo obtenido en una jarra de cristal. Añadimos el zumo de naranja, la infusión de té y la ralladura de limón, ya fría. Removemos bien con una cuchara de madera.

Servimos en vasos largos con hielo picado.

Consejo

Las infusiones de té rojo están indicadas en regímenes de adelgazamiento. Con miel líquida (50 g), harina de arroz (50 g), agua de rosas (5 g) y zumo de naranja dulce (25 g), todo ello bien mezclado en frío, podemos elaborar una excelente crema nutritiva de uso diario para la piel.

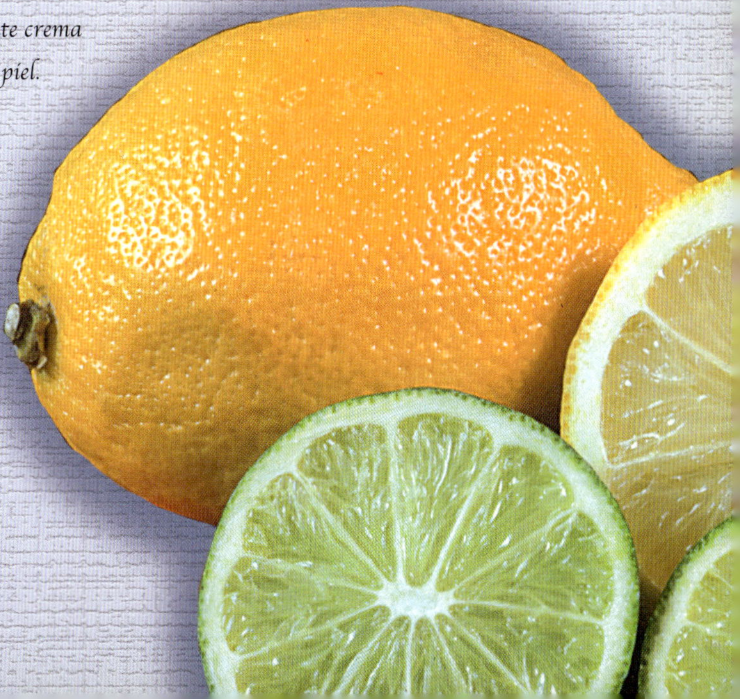

valor energético

Por ración

CALORÍAS: 165.

PROTEÍNAS: 3 g.

HIDRATOS DE CARBONO: 41,4 g.

GRASAS TOTALES: 0 g.

SALES MINERALES: 627,9 mg.

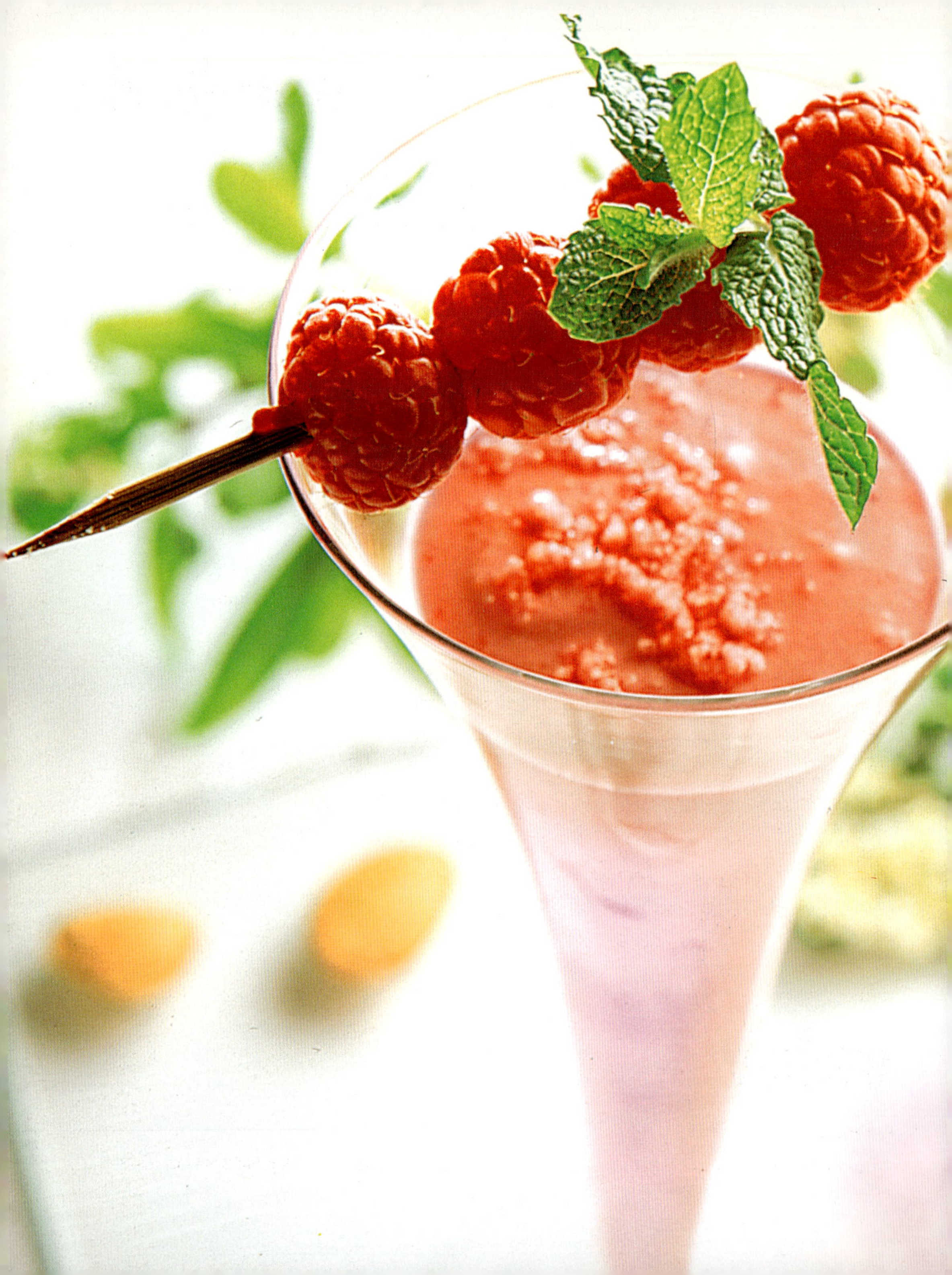

Batido de *Leche y almendras*

Elaboración

Ponemos en la batidora la leche, el huevo, las almendras, el zumo de limón, las frambuesas –bien lavadas, dejando dos en reserva– y el azúcar. Batimos por espacio de 2 minutos. Servimos en vasos largos de cristal, que adornamos con una frambuesa en cada uno de ellos.

Raciones: 2

Ingredientes:

1/4 litro de leche semidesnatada • Un huevo • 25 g de almendras molidas • Zumo de un limón • 25 g de frambuesas • Una cucharadita de azúcar

Consejo

Las almendras, por su naturaleza grasa, son un constituyente esencial en la estructura de los tejidos y favorecen la absorción de la vitamina K, cuya función específica es coagular la sangre.

De efecto normalizador para pieles grasas y de poros muy abiertos, podemos hacer una mezcla con media clara de huevo, dos cucharadas de zumo de limón y una de aceite de almendras, que debe extenderse sobre la cara y el cuello durante, aproximadamente, media hora.

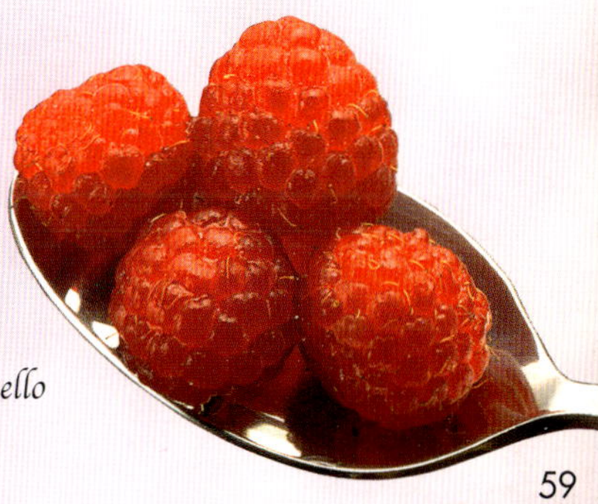

valor energético

Por ración

Calorías: 140. Proteínas: 9,4 g. Hidratos de carbono: 7,9 g. Grasas totales: 7,25 g. Sales minerales: 42 mg.

Zumo *Fin de fiesta*

Raciones: 2

Ingredientes:

2 manzanas • 2 ramas de apio blanco • Zumo de 3 naranjas • Zumo de una lima • Zumo de medio pomelo rojo • 2 cucharaditas de miel de mil flores • 4 guindas • 4 clavos de especia

Elaboración

Lavamos las manzanas, que sólo pelaremos en caso de estar enceradas, las troceamos y les quitamos las semillas. Lavamos también el apio y lo partimos en trozos. Licuamos ambos productos y ponemos el zumo obtenido en una jarra de cristal. Agregamos el zumo de naranja, de lima y de pomelo, además de la miel indicada. Removemos bien.

Servimos en copas de helado, poniendo primero una cucharadita de hielo picado y después el zumo. Adornamos las copas con una rodaja de naranja mordiendo el borde y las guindas, en las que incrustaremos los aromáticos clavos de especia.

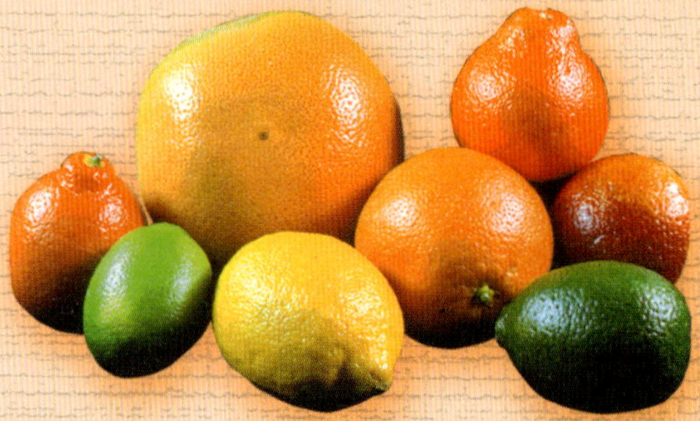

valor energético

Por ración

Calorías: 89,5. Proteínas: 1,95 g.

Hidratos de carbono: 21,1 g.

Grasas totales: 0,1 g.

Sales minerales: 637,4 mg.

Consejo

Este zumo, toda una inyección de vitamina C, constituye un poderoso antioxidante celular. Es un eficaz reconstituyente, por lo que se recomienda para después de hacer ejercicio, sobre todo si se ha producido abundante sudoración.

Zumo de frutas *con Miel*

Elaboración

Lavamos las manzanas y las peras, que pelaremos únicamente si están enceradas. Las troceamos y eliminamos las semillas. Lavamos también las fresas, quitándoles las partes verdes, y las partimos por la mitad. Licuamos las tres frutas por separado y ponemos el zumo resultante en una jarra de cristal. Agregamos el agua y la miel y removemos bien la mezcla. Servimos en copa de cóctel grande, que adornamos con las hojitas de menta fresca.

Raciones: 2

Ingredientes:

2 manzanas • 2 peras • 6 fresas • Medio vasito de agua • Una cucharada de miel de romero • 4 hojas de menta fresca

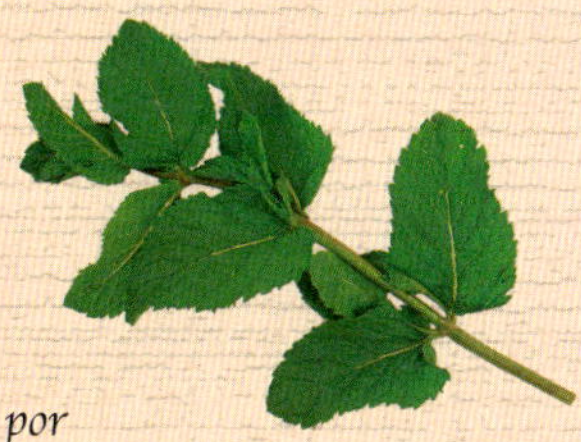

Consejo

Para los pies hinchados y tumefactos, nada mejor que una cocción compuesta por abundantes hojas de menta, romero, salvia y bayas de enebro, en cantidad suficiente para sumergirlos, durante diez o quince minutos. El baño se puede realizar en caliente o en frío.

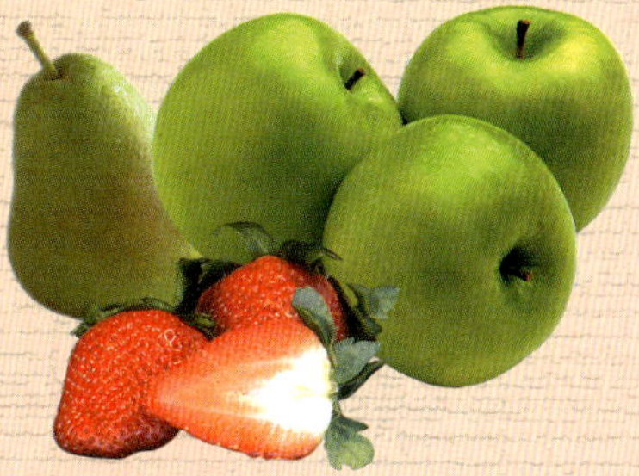

valor energético

Por ración

CALORÍAS: 140. PROTEÍNAS: 1,2 g. HIDRATOS DE CARBONO: 37,13 g. GRASAS TOTALES: 0,3 g. SALES MINERALES: 395,9 mg.

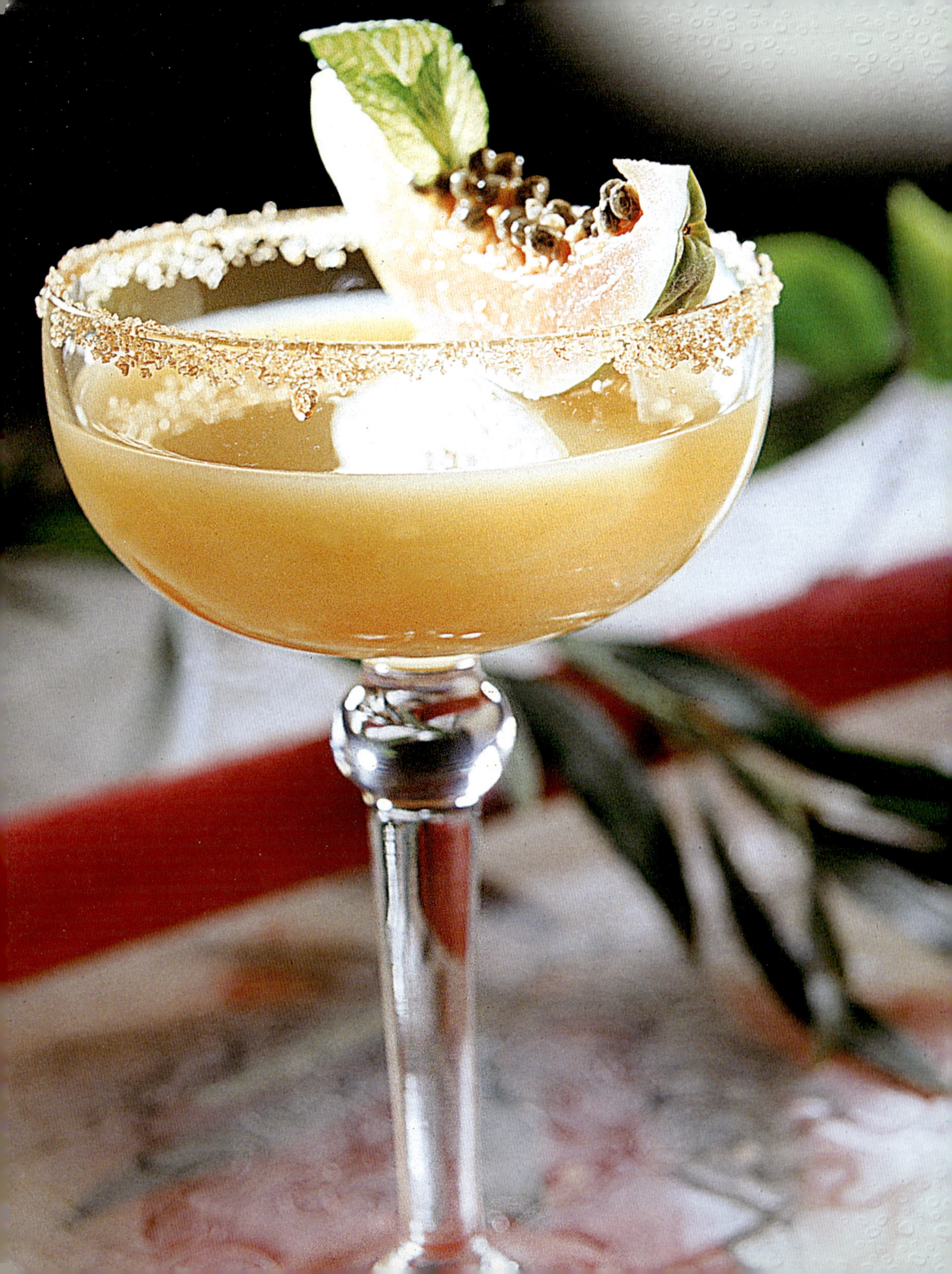

Zumo
Tres sabores

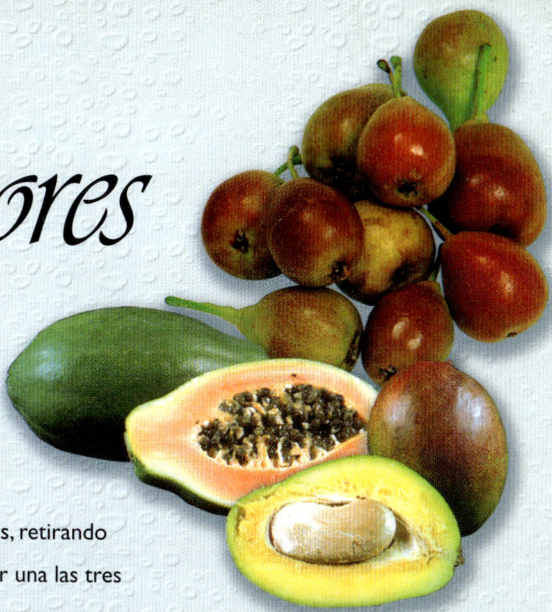

Elaboración

Pelamos el mango y la papaya, troceamos y eliminamos las semillas. Lavamos las peras, que sólo pelaremos en caso de estar enceradas. Las troceamos, retirando las semillas. Licuamos una por una las tres frutas y el zumo obtenido lo ponemos en una jarra de cristal, mezclándolo bien con una cuchara.

Servimos en unos vasos anchos con una cucharadita de hielo picado en cada uno.

Raciones: 2

Ingredientes:

Un mango • Una papaya • 3 peras • Hielo picado

Consejo

Para elaborar una mascarilla absorbente y a la vez crema limpiadora, mezclamos 50 g de pulpa de papaya con dos cucharaditas de yogur natural. Se aplica por espacio de 20 minutos sobre la cara y el cuello, aclarando después con agua tibia. Si se aplica con cierta regularidad, aporta a la piel limpieza y tersura, eliminando las células muertas y favoreciendo la oxigenación de la piel.

valor energético

Por ración

CALORÍAS: 134. PROTEÍNAS: 2,1 g. HIDRATOS DE CARBONO: 30,9 g. GRASAS TOTALES: 0 g.
SALES MINERALES: 1.079 mg.

ÍNDICE DE RECETAS

VOCABULARIO DE AMERICANISMOS

Aceite: óleo.
Aceituna: oliva.
Aguacate: aguazate, avocado, palto, paltá.
Albahaca: alfábega, alébega.
Albaricoque: damasco, albarcoque, chabacano.
Alcachofa: alcahucil, alcuacil, alcací.
Alcaparra: pápara.
Almíbar: agua con azúcar, sirope, miel de abeja.
Apio: apio España, celerí, arracachá, esmirnio, panul, perejil, macedonio.
Berro: balsamita.
Bizcocho: bizcocho, cauca, galleta.
Cacao: soconusco.
Café: tinto.
Calabaza: caigua, bulé, zapallo, auyana, cutuco.
Cerezas: capulín, capuli.
Confitar: cristalizar.
Crema: natillas, flan.
Crema de leche: flor de leche.
Chocolate: cacao, chorote, soconusco.
Frambuesa: mora.
Fresa: frutilla.
Gelatina: jaletina, granetina.
Hierbabuena: hierbasana, hierbamenta, huacatay.
Higo: tuna
Huevo: blanquillo.
Limón: acitrón, bizuaga.
Maíz: cuatequil, capia, canguil.
Maizena: capí (variedad local).
Mantequilla: manteca.
Manzana: pero, perón.
Melocotón: durazno.
Merengue: besito.
Miga de pan: borona.
Mora: nato.
Mostaza: jenabe, mostazo.
Nabo: coyocho.
Nata líquida: crema de leche sin batir.
Nata montada: crema batida, chantilly.
Níspero: acerola.
Nuez: coca.
Pan de molde: pan inglés, pan sándwich, cuadrado, pan de caja.
Pan rallado: pan molido.
Pasas: uva pasa, uva.
Pasas de Corinto: uva sin carozo, uva pasa.
Patatas: papas.
Pimienta: pebre.
Pimiento: ají, conguito, chiltipiquín, chiltona.
Pimiento morrón: ají morrón.
Piña: ananás, abcaxí.
Plátano: banana, banano, cambur.
Pomelo: pamplemusa, toronja.
Puerro: ajo-porro, porro.
Rábano: rabanillo.
Remolacha: betabel, betanaga, betenaga, beterraga, beterreve, teterrave.
Repollo: col.
Requesón: cuajada.
Romero: rosmarino.
Salsa de tomate: tomatican.
Sandía: patilla.
Seta: hongo.
Tocino: cuito, lardo, murceo, unto.
Tomate: jitomate.
Trufa: criadilla de tierra.
Vainilla: tlilxochitl.
Vino tinto: tinto.
Zanahoria: azanaoria.

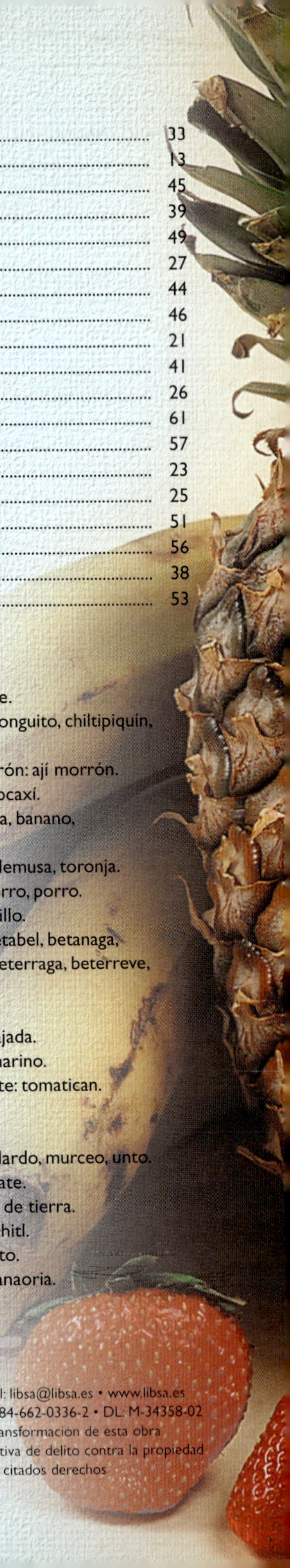

© 2003, Editorial LIBSA • C/ San Rafael, 4 • 28108 Alcobendas (Madrid) • Tel.: (34) 91 657 25 80 • Fax: (34) 91 657 25 83 • e-mail: libsa@libsa.es • www.libsa.es
© Gloria Sanjuán • Fotos: Fernando Ramajo • Cocina y estilismo: Vicente Cancho Sánchez • Edición: Equipo Editorial LIBSA • ISBN: 84-662-0336-2 • DL: M-34358-02

Impreso en España/*Printed in Spain*